Diabetes Typ 2

DIE ERSTEN 100 TAGE

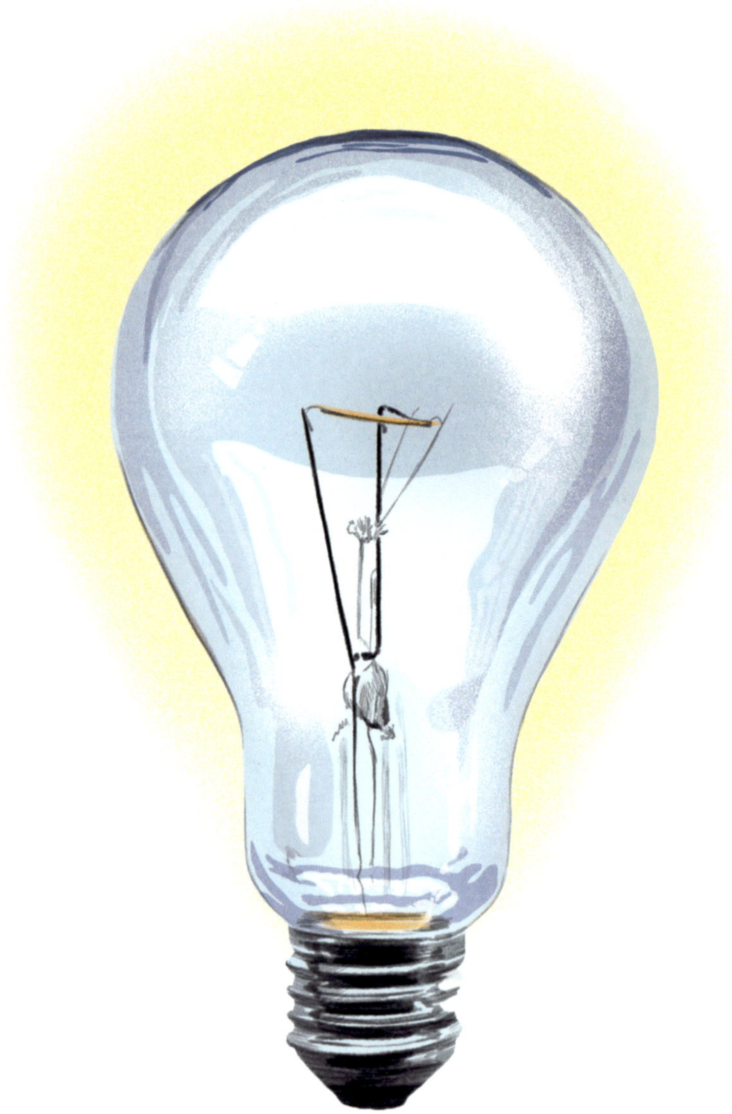

VORWORT

Liebe Leserin,
lieber Leser,

die Diagnose Diabetes Typ 2 macht Ihnen bestimmt zu schaffen. Wahrscheinlich hat Ihr Arzt oder Ihre Ärztin Ihnen bereits einiges über die Stoffwechselkrankheit erzählt und wie es jetzt für Sie weitergeht. Doch die vielen Informationen konnten Sie womöglich gar nicht richtig verarbeiten. Viele Fragen schießen Ihnen vermutlich durch den Kopf. Was genau heißt eigentlich Blutzucker? Welche Bedeutung hat er für meine Gesundheit? Muss ich nun ständig Zucker messen? Brauche ich Tabletten oder gar Insulin?

Mit diesem Buch haben Sie für sich den richtigen Begleiter gewählt – gerade für die Anfangszeit. Der Ratgeber gibt Ihnen auf alle Ihre Fragen die passenden Antworten, kompakt auf den Punkt gebracht, verständlich und informativ. Zudem erfahren Sie, welche Ernährung ab jetzt für Sie die beste ist und warum Sie sich von nun an regelmäßig bewegen sollten. Praktische Tipps für den Alltag helfen Ihnen dabei.

Die Zahl der Menschen mit Diabetes wächst – zu den mehr als 8,5 Millionen kommen in Deutschland jährlich über 500 000 Neuerkrankungen hinzu. Die Weltgesundheitsorganisation spricht inzwischen von einer Diabetes-Pandemie, die sich auch weltweit stark ausbreitet. Neben der erblichen Veranlagung sind Bewegungsmangel und falsche Ernährung die Hauptverursacher dieser Stoffwechselkrankheit. Je früher sie diagnostiziert wird und je früher der Blutzucker wieder unter Kontrolle ist, desto größer sind die Chancen, dass sich keine Folgeerkrankungen am Herzen, in den Augen oder an den Füßen entwickeln.

Mehr über die Krankheit zu erfahren, heißt besser mit ihr zu leben. Je besser Sie Ihren Stoffwechsel kontrollieren lernen, desto weniger wird die Krankheit Ihr Leben beeinträchtigen. Und wer weiß, vielleicht schaffen Sie es sogar, den Diabetes durch Ihren Lebenswandel zurückzudrängen. Ja, das ist möglich – mit etwas Durchhaltevermögen und Geduld.

Wir wünschen Ihnen alles Gute!

Julia Rotherbl **Dr. Dennis Ballwieser**

Chefredaktion Apotheken Umschau

1

Was ist das – Diabetes?

Diabetes Typ 2 – eine Stoffwechselkrankheit

In Deutschland leben über acht Millionen Menschen mit Diabetes. Etwa 95 Prozent von ihnen haben einen Typ-2-Diabetes. Sie sind mit der Diagnose also nicht allein. Dennoch schwirren Ihnen jetzt viele Fragen im Kopf herum. Die wichtigsten Fakten rund um die Stoffwechselerkrankung bekommen Sie auf den nächsten Seiten.

1 Was macht der Zucker in unserem Körper?

Zucker, genauer gesagt Traubenzucker, ist die wichtigste Energiequelle für unseren Organismus und unsere Zellen. Nicht nur unser Gehirn, sondern auch alle anderen Organe und Muskeln brauchen Glukose, so der Fachbegriff des Traubenzuckers, für reibungslose Abläufe und Stoffwechselvorgänge.

Der größte Teil des Zuckers stammt aus den Kohlenhydraten unserer Nahrung, etwa aus Brot, Nudeln, Reis, Kartoffeln und Obst. Denn die Kohlenhydrate werden im Darm aufgespalten, in besagte Glukose verwandelt und ins Blut abgegeben. Damit die Glukose auch in den Körperzellen landet, schüttet die Bauchspeicheldrüse das Hormon Insulin aus. Insulin hat die Aufgabe, den Zucker in die Zellen zu schleusen, indem es die Zellen wie ein Schlüssel aufschließt und sie mit Energie versorgt.

Zucker ist also äußerst wichtig für unseren Organismus. Dennoch kommt jetzt das große Aber: Unser Körper braucht deutlich weniger Zucker, also Kohlenhydrate, als die meisten von uns essen. Und er profitiert nur von diesem Nährstoff, wenn er in einer bestimmten Form vorliegt. Fürs bessere Verständnis: Kohlenhydrate bestehen aus miteinander verknüpften Zuckerteilchen. Sind diese Molekülketten lang und verzweigt, sprechen wir von langkettigen Kohlenhydraten wie etwa in Gemüse, Vollkorn oder Hülsenfrüchten. Für ihre Verwertung braucht unser Stoffwechsel lange. Entsprechend langsam werden sie als Glukose ins Blut abgegeben. Die Folge: ein „gemächlicher" Anstieg des Blutzuckerspiegels und eine moderate Insulinausschüttung. Wir sind also lang anhaltend satt und gut versorgt, könnte man – salopp formuliert – sagen.

Anders verhält es sich bei den einfachen (kurzkettigen) und damit leicht verdaulichen Kohlenhydraten. Dazu zählen Weißbrot, Hartweizennudeln, geschälter, einfacher weißer Reis und süße Getränke sowie alle Lebensmittel, die viel Zucker enthalten. Sie lassen den Blutzucker schnell ansteigen – vor allem wenn Zucker, aufgelöst in Getränken, ungebremst ins Blut strömt. Sie führen dazu, dass Insulin ausgeschüttet wird. Insulin ist das wichtigste Masthormon im Körper. Es schleust nicht nur Zucker in die Zellen, sondern bunkert überschüssigen Zucker in Form von Leber- und Bauchfett.

Ein Übermaß an Zucker gilt heute als einer der Hauptauslöser für Zivilisationserkrankungen wie Übergewicht, Herz-Kreislauf-Erkrankungen und eben auch Typ-2-Diabetes, den wir Ihnen auf den folgenden Seiten genauer erklären möchten.

Insulin schleust Glukose in die Zellen

1.
Kohlenhydrate gelangen in den Magen und von dort in den Dünndarm.

2.
Im Dünndarm werden die Kohlenhydrate in Einfachzucker wie Traubenzucker (Glukose) oder Fruchtzucker gespalten. Sie gelangen durch die Darmwand ins Blut. Insulin schleust Glukose aus dem Blut in die Zellen.

3.
Glukose, die nicht sofort benötigt wird, wird in Leber und Muskeln als Depotzucker (Glykogen) gespeichert. Bei Bedarf wird aus den Depots Glukose abgerufen. Das Insulin schleust sie in die Zellen.

4.
Insulin befördert Glukose auch in die Fettzellen und ist am Fett- und Eiweißaufbau beteiligt.

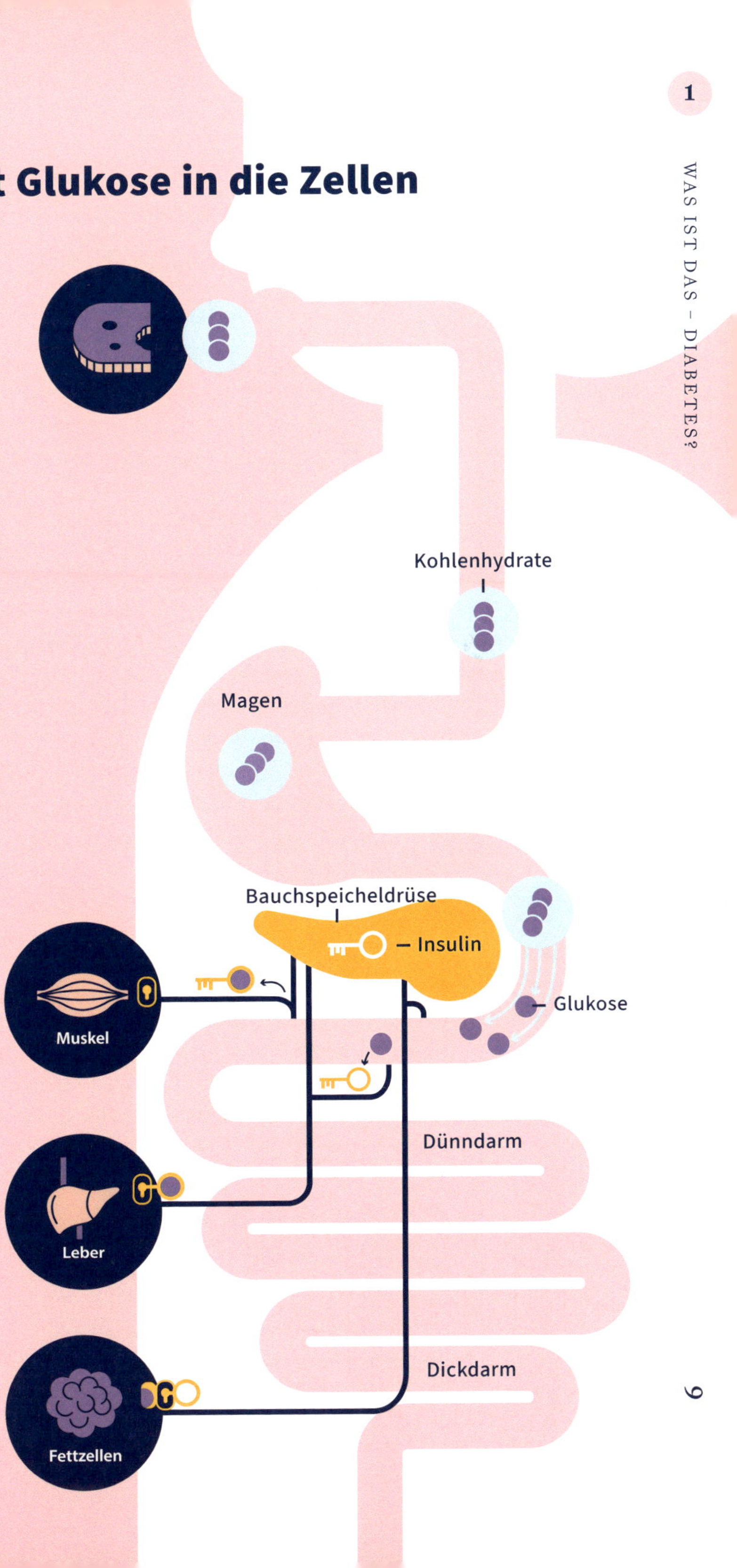

2 Was heißt eigentlich Diabetes mellitus?

Übersetzt bedeutet Diabetes mellitus „honigsüßer Durchfluss". Der altgriechisch-lateinische Begriff ist davon abgeleitet, wie im Altertum die Zuckerkrankheit diagnostiziert wurde.

Damals gab es natürlich noch keine Blutzuckermessgeräte, also probierten Mediziner den Urin ihrer Patientinnen und Patienten. Schmeckte dieser süß, deutete das auf Diabetes hin.

Der Grund: Ist der Blutzucker stark erhöht, versucht der Körper, ihn verstärkt über den Urin auszuschütten. Deshalb haben Diabeteserkrankte mit einem hohen Blutzucker auch oft einen starken Harndrang.

Das ist jedoch nicht der einzige Hinweis, der auf einen Diabetes hindeuten kann (siehe Frage 8 auf Seite 18). Heute werden alle Stoffwechselerkrankungen, die zu einem erhöhten Blutzuckerspiegel führen, unter dem Hauptbegriff „Diabetes mellitus" geführt. Je nach Ursache der Erkrankung wird die Zuckerkrankheit in unterschiedliche Typen klassifiziert. Typ-2-Diabetes ist mit Abstand die häufigste Form der Zuckerkrankheit in Deutschland.

3 Was ist ein Typ-2-Diabetes?

Ein Typ-2-Diabetes ist eine Stoffwechselerkrankung. Im Frühstadium der Zuckerkrankheit ist die Insulinempfindlichkeit der Zellen herabgesetzt. Der Fachbegriff dafür ist Insulinresistenz: Die Zellen reagieren nicht ausreichend auf das Hormon Insulin, das den Zucker einschleusen will. Trotzdem sind die Blutzuckerwerte zunächst oft noch normal oder nur leicht erhöht, weil die Bauchspeicheldrüse einfach mehr Insulin ausschüttet. Das führt zu einem hohen Insulinspiegel im Blut (Hyperinsulinämie) – der wiederum einen Teufelskreis begünstigt. Denn Insulin ist auch ein Masthormon, das überschüssige Energie (also Zucker) als Fett vor allem im Bauchraum lagert. Wachsendes Übergewicht verschlechtert wiederum die Insulinempfindlichkeit, zudem schüttet vor allem das Bauchfett Entzündungsstoffe aus, die Gefäßschäden, Diabetes und Bluthochdruck fördern.

4 Eine Typfrage: Was unterscheidet Typ 1 von Typ 2?

Beim Typ-1-Diabetes handelt es sich um eine Autoimmunerkrankung, bei der die Bauchspeicheldrüse innerhalb kurzer Zeit die Fähigkeit verliert, Insulin zu bilden. Die Krankheit beginnt meist bereits im Kindesalter.

Die Ursachen sind noch nicht vollständig geklärt. Forscher gehen davon aus, dass eine Kombination aus Risiko-Genen und äußeren Einflüssen wie Virusinfektionen zur Entstehung führen kann. Dann beginnt das Immunsystem irrtümlicherweise, die insulinproduzierenden Zellen der Bauchspeicheldrüse zu zerstören, und es wird kein Insulin mehr gebildet. Typ-1-Diabetiker sind lebenslang darauf angewiesen, Insulin zu spritzen.

Kinder-Diabetologen und -Diabetologinnen schätzen, dass im Jahr 2026 drei von 1000 Kindern an Typ-1-Diabetes erkrankt sein werden.

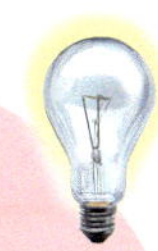

3100

3100 Kinder und Jugendliche im Alter von null bis 17 Jahren erkranken derzeit jährlich in Deutschland an Typ-1-Diabetes.

Quelle: diabinfo.de

5 Gibt es noch andere Diabetes-Formen?

Neben Typ 1 und Typ 2 gibt es noch den sogenannten Schwangerschaftsdiabetes, auch Gestations-Diabetes genannt, der nur in der Schwangerschaft auftreten kann. Jährlich erkranken etwa 45 000 Frauen daran. Sie haben ein siebenfach erhöhtes Risiko, später einen Typ-2-Diabetes zu bekommen.

Zudem leiden etwa 350 000 Diabetespatienten und -patientinnen unter selteneren Formen mit genetischen Ursachen, etwa unter einem sogenannten Lada- oder Mody-Diabetes. Auch chronische Bauchspeicheldrüsenerkrankungen sind eine mögliche Ursache für Diabetes.

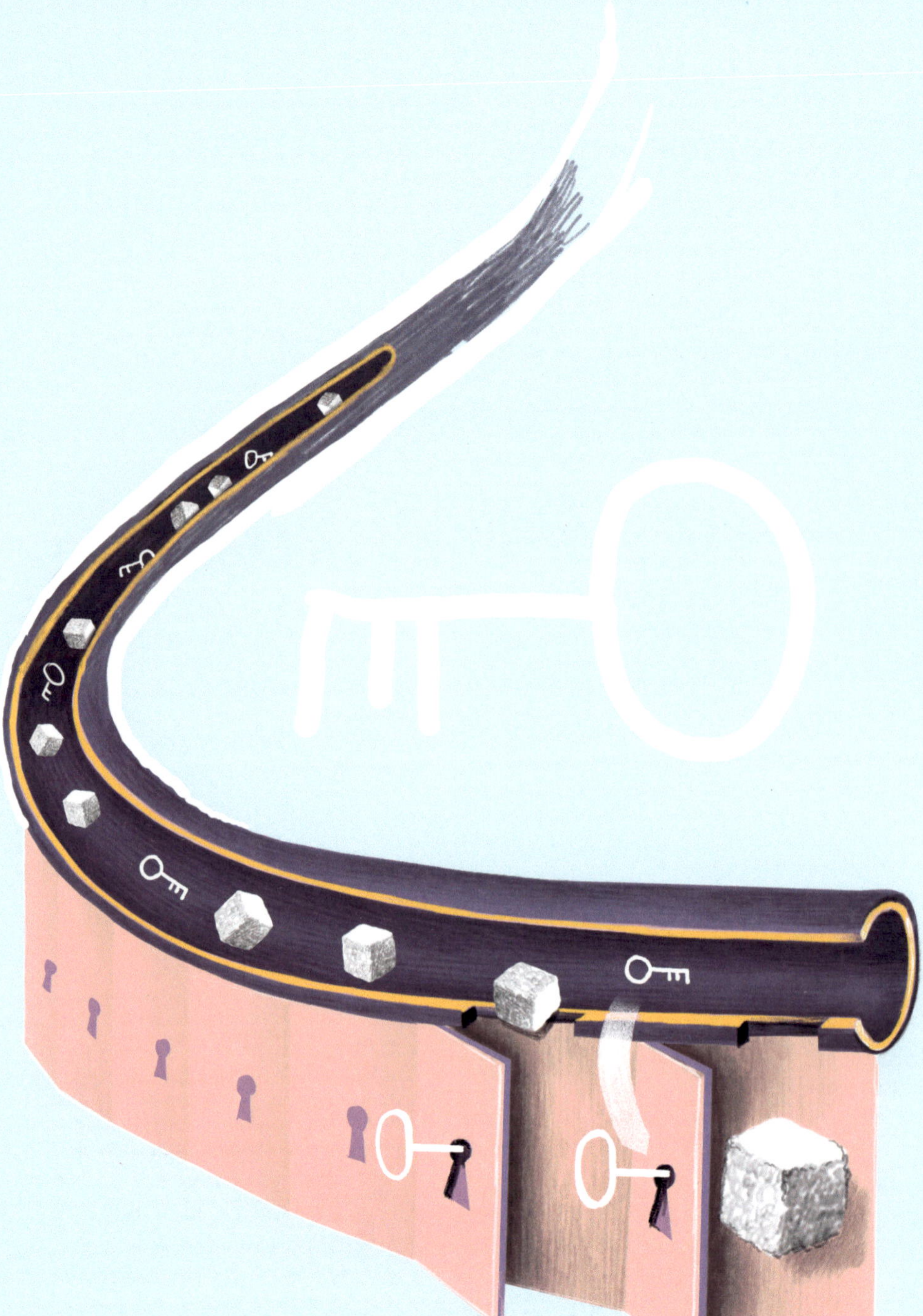

„Typ-2-Diabetes wird zu einer der größten Herausforderungen der Menschheit“

Herr Prof. Dr. Gallwitz, welcher Gedanke schießt Ihnen beim Stichwort Typ-2-Diabetes als Erstes durch den Kopf?

PROF. DR. BAPTIST GALLWITZ: Dass diese Erkrankung in den letzten Jahren pandemische Ausmaße angenommen hat und dies nur der Anfang ist. Das sieht die Weltgesundheitsorganisation (WHO) übrigens auch so und hat Diabetes bereits 2012 offiziell zur Pandemie erklärt. Das bedeutet nicht, dass Diabetes ansteckend ist, sondern sich weltweit und stark ausbreitet. Heute kommen in Deutschland jährlich schätzungsweise über 500 000 Neuerkrankungen hinzu. Das entspricht der Bevölkerungszahl von Hannover. Wir können nur Schätzwerte angeben, weil wir von einer deutlich höheren Dunkelziffer ausgehen. Der Grund: Die Erkrankung wird in der Regel nicht sofort diagnostiziert.

Sie gehen davon aus, dass Diabetes eine lange „Blindflugzeit“ hat. Was ist damit konkret gemeint?

GALLWITZ: Zwischen dem Beginn der Krankheit und der Diagnose liegen statistisch gesehen fünf bis acht Jahre. So lange weichen die Blutzuckerwerte von Betroffenen zum Teil schon stark von den empfohlenen Werten ab. Nicht selten mit dramatischen Folgen für die Gesundheit. Denn das verzuckerte Blut belastet alle Gefäße und Nerven im Körper, buchstäblich vom Kopf bis zum Fuß. Daher ist eine frühe Erkennung so wichtig. Nur dann lassen sich Folgeerkrankungen bremsen oder verhindern. Dazu zählen zum Beispiel Herzinfarkte und Netzhautschäden in den Augen.

„Das verzuckerte Blut belastet alle Gefäße und Nerven im Körper, vom Kopf bis zum Fuß“

Eine zeitige Diagnose hat noch einen weiteren Vorteil …

GALLWITZ: Richtig. Je früher die Krankheit erkannt wird, desto besser sind die Chancen, den Typ-2-Diabetes gut oder sogar in Gänze in den Griff zu bekommen. Entscheidend für Betroffene ist zu verstehen, dass eine Veränderung des Lebensstils einen direkten Nutzen bringt und nicht zwingend mit Verzicht oder sogar körperlicher Quälerei zu tun hat. Ich sage meinen Patientinnen und Patienten immer zum Thema Sport: „Wenig Bewegung ist besser als gar keine!“ Sogar Kleinigkeiten addieren sich und bringen Erfolge.

Auch beim Thema Gewichtsabnahme gilt: Es müssen nicht immer 20, 30 oder 40 Kilo weniger sein. Selbst bei stark Übergewichtigen reduziert sich bereits bei einer Gewichtsabnahme von 3,5 bis 5 Kilo das Diabetesrisiko um 60 Prozent. Das ist aus meiner Sicht eine beeindruckende Zahl für eine leicht umsetzbare Maßnahme!

Welche Befürchtungen haben Sie, wenn die Entwicklung ungebremst fortschreitet?

GALLWITZ: Dann wird unser Gesundheitssystem diese Last nicht mehr schultern können. Zurzeit liegen die Behandlungskosten der zirka acht Millionen Diabetesbetroffenen in Deutschland bei rund 21 Milliarden Euro. 2040 rechnen wir damit, dass mindestens zwölf Millionen erkrankt sein werden. Entsprechend werden auch die Therapiekosten steigen. Parallel ist der Leidensdruck der Erkrankten hoch und natürlich nicht monetär messbar. Wer zu spät behandelt wird oder schlecht eingestellt ist, leidet oft unter verschiedenen Folgeerkrankungen und hat ein mehr als doppelt so hohes Risiko für einen frühzeitigen Tod, etwa durch einen Herzinfarkt oder Schlaganfall. Die Lebenserwartung ist um zirka fünf bis sechs Jahre geringer als bei Menschen ohne Diabetes.

„*Wenig Bewegung ist besser als gar keine!*“

Die Deutsche Diabetes Gesellschaft (DDG) sieht Diabetes als gesamtpolitische Herausforderung, die mehrere Ministerien angeht. Was fordern Sie konkret?

GALLWITZ: Sie haben schon einen Knackpunkt genannt: Das Thema Ernährung sollte aus unserer Sicht natürlich zum Bundesministerium für Gesundheit gehören, denn dahin gehört es! Stattdessen ist es beim Bundesministerium für Ernährung und Landwirtschaft angesiedelt, das immer auch die Belange der Lebensmittelindustrie im Blick hat. Da sind Interessenskonflikte vorprogrammiert.

Auch eine Veränderung der Lebensmittelbesteuerung könnte positive Veränderungen mit sich bringen. Gemüse und Obst werden von der Mehrwertsteuer befreit, Fertiggerichte und Limonaden höher besteuert als die Grundnahrungsmittel mit sieben Prozent. Das würde das Kaufverhalten eindeutig verändern, wie wir bei der Einführung der Zuckersteuer in anderen Ländern sehen konnten. Beim Zucker müssten zudem verbindliche Ziele vereinbart werden, bis wann und wie viel davon wieder aus unseren Lebensmitteln verschwindet. Der Großteil wird nämlich mittlerweile mit Zucker versetzt, selbst Leberwurst. Maßgeblich trägt auch die Nahrungsmittelindustrie durch ihre zum Teil irreführende Werbung zu ungesunder Ernährung bei. Etwa, wenn Prominente und Sportler in einen Hamburger oder in ein Brötchen mit Schokoaufstrich beißen. Das erweckt bei vielen Verbrauchern und Verbraucherinnen den Eindruck, dass solche Lebensmittel dann ja nicht so schlimm sein können. Zudem haben diese Personen auch durch ihre Vorbildfunktion einen großen Einfluss auf Kinder. Deswegen fordern wir unter anderem ein Werbeverbot für zuckerhaltige Kindernahrung.

Was wäre noch hilfreich?

GALLWITZ: Eine einfachere Lebensmitteldeklaration und der verpflichtende, nicht freiwillige Abdruck eines vernünftigen Nutriscores auf allen Nahrungsmitteln.

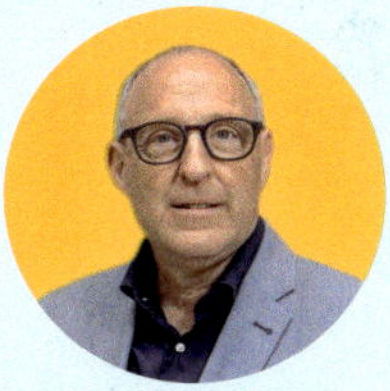

PROF. DR. BAPTIST GALLWITZ, stellvertretender ärztlicher Direktor am Universitätsklinikum Tübingen, Facharzt für Innere Medizin, Gastroenterologie, Endokrinologie, Diabetologie und Ernährungsmedizin sowie Pressesprecher der Deutschen Diabetes Gesellschaft

6 Wie entsteht überhaupt ein Typ-2-Diabetes?

Neben der erblichen Veranlagung gibt es zwei Hauptauslöser – nämlich eine ungesunde Ernährung gepaart mit Bewegungsmangel – und weitere mögliche Risikofaktoren für die Zuckerkrankheit:

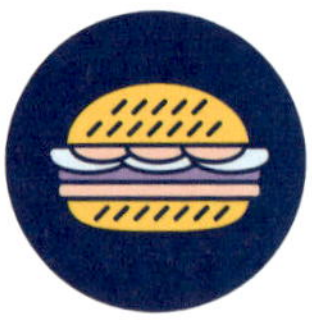

Ungesunde Ernährung

Der erste Hauptauslöser ist eine dauerhaft ungesunde Ernährung, die zu reich an Zucker und an stark verarbeiteten Kohlenhydraten wie etwa Weißmehlprodukten ist. Dadurch wird häufig und in großen Mengen das blutzuckersenkende Hormon Insulin ausgeschüttet. Denn wie anfangs bereits angedeutet und auf Seite 10 ausführlicher erklärt, kann eine zuckerreiche Ernährung auf lange Sicht das Risiko erhöhen, übergewichtig zu werden und an einem Typ-2-Diabetes zu erkranken.

Das heißt, jene Zielzellen, bei denen Insulin das Schloss aufschließen soll, damit Zucker hineinfließen kann, werden immer unempfindlicher, also resistent gegenüber dem Hormon. Je mehr Zucker im Blut ist, desto mehr wehrt sich vor allem die Leber, noch mehr Zucker aufzunehmen. Sie schützt sich, indem sie ebenfalls insulinresistent wird. In der Folge steigt der Blutzucker weiter an, die Bauchspeicheldrüse schüttet noch mehr Insulin aus – bis sie das irgendwann nicht mehr schafft. Die Blutzuckerwerte bleiben hoch. Darüber hinaus fördert Insulin die Einlagerung überschüssiger Energie im Fettgewebe und hemmt den Fettabbau.

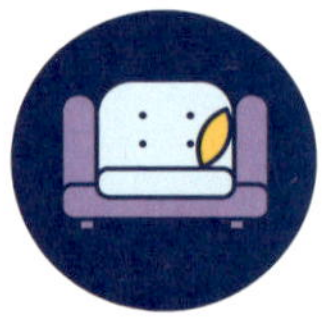

Bewegungsmangel

Die zweite Hauptursache ist der Bewegungsmangel. Dadurch nimmt die Empfindlichkeit vor allem der Muskelzellen für Insulin weiter ab, der Zucker gelangt nicht in die Zellen und verbleibt im Blut – körperliche Aktivität dagegen erhöht die Insulinwirkung an den Zellen. Zudem wirken sich Bewegungsmangel und Übergewicht negativ auf die Gelenke und das allgemeine Wohlbefinden aus.

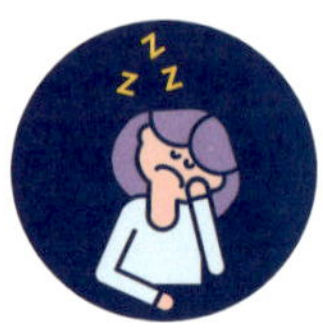

Schlafmangel

Wer schon einmal eine Nacht wach lag, weiß, wie belastend Schlafmangel für Körper und Geist ist. Wir fühlen uns erschöpft, frieren, sind fahrig und spätestens am Nachmittag sinkt die Laune trotz Kaffee auf den Nullpunkt. Schlaf ist eben viel mehr als ein Mittel, um nicht mehr müde zu sein. Vieles deutet darauf hin, dass Schlafmangel auf Dauer auch Übergewicht und Diabetes fördert. Der Grund sind vermutlich Hormone wie das Stresshormon Cortisol oder auch das Appetithormon Ghrelin. Beide werden vermehrt gebildet, wenn wir zu wenig oder schlecht schlummern.

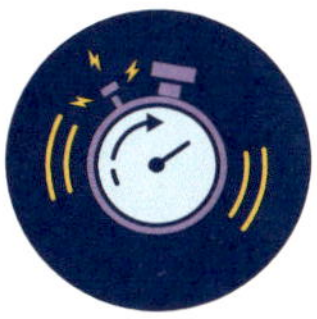

Stress

Ähnlich negative Auswirkungen auf unser Hormonsystem hat Stress. Denn seelische und/oder körperliche Belastung führen zu einer verstärkten Ausschüttung von Stresshormonen wie Cortisol oder Adrenalin. Sie versetzen uns in die Lage, blitzschnell anzugreifen oder vor einer Gefahr zu flüchten – das sicherte unser Überleben in der Vorzeit. Dafür erhöhen sie rasch den Herzschlag, die Atemfrequenz sowie den Blutdruck. Gleichzeitig hebt Cortisol als Gegenspieler des Insulins den Blutzuckerspiegel an. Entspannung, am besten in Form von Bewegung, sorgt wieder für den wichtigen Abbau von Stresshormonen. Bleibt die Erholung aber aus, bleibt auch der Cortisolspiegel und in der Folge der Blutzuckerspiegel erhöht.

Rauchen

Das Risiko, an Typ-2-Diabetes zu erkranken, ist für Raucher doppelt so hoch wie für Nichtraucher. Das gilt für Männer wie für Frauen. Männer sind aber von diesem Zusammenhang tatsächlich stärker betroffen. Und das unabhängig davon, wie viel sie rauchen! Auch kleinste Mengen sind bereits schädlich. Warum Rauchen die Zuckererkrankung begünstigt, ist noch nicht abschließend geklärt. Die Wissenschaftler des Deutschen Krebsforschungszentrums Heidelberg vermuten, dass Nikotin, Kohlenmonoxid und andere Substanzen aus dem Tabakrauch die insulinproduzierende Bauchspeicheldrüse einerseits schädigen und andererseits die Empfindlichkeit von Körperzellen gegenüber Insulin verringern.

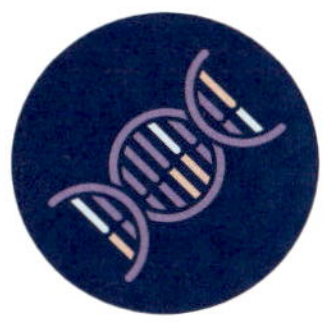

Vererbung

Wie schon eingangs erwähnt, geht man auch bei Typ-2-Diabetes von genetischen Faktoren aus, eine familiäre Veranlagung spielt also ebenfalls eine Rolle. Einfach den Betroffenen den Schwarzen Peter in die Schuhe zu schieben, nach dem Motto „selbst schuld“, ist nicht nur falsch, sondern auch ungerecht.

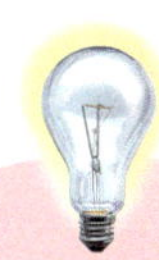

Gut zu wissen

Adipositas und das Risiko, einen Typ-2-Diabetes zu entwickeln, können vererbt werden.

Quelle: Studie des Helmholtz Zentrums München

7 Welche Rolle spielt im Zusammenhang mit Diabetes der Blutdruck?

Sehr viele Menschen mit Diabetes leiden auch unter Bluthochdruck, einer sogenannten Hypertonie.
Davon ist die Rede, wenn die Blutdruckwerte meistens über 140/90 mmHg (Millimeter Quecksilbersäule) liegen. Der erste, obere (systolische) Wert entsteht, wenn das Herz das Blut in die Schlagader pumpt. Der zweite, untere (diastolische) Wert kommt zustande, wenn das Herz nach dem Schlag erschlafft und sich wieder mit Blut füllt. Bluthochdruck ist eine große Belastung für die Gefäße und begünstigt eine „Arterienverkalkung“, eine sogenannte Arteriosklerose, die wiederum das Risiko von Herzinfarkten und Schlaganfällen erhöht. Da auch ein Diabetes die gleichen Folgeschäden verursacht, ist es für Erkrankte wichtig, neben einem gut eingestellten Diabetes auch gute Blutdruckwerte zu haben. Diese sollten bei Menschen mit Diabetes möglichst unter 140/85 mmHg liegen. Das senkt zudem die Gefahr, dass die Nieren geschädigt werden. Sie sind durch einen dauerhaft erhöhten Blutzuckerspiegel und Bluthochdruck besonders gefährdet.

8 Zeichen der Krankheit: Wie macht sich Typ-2-Diabetes bemerkbar?

Typ-2-Diabetes ist eine heimtückische Krankheit. Denn die Zuckerkrankheit verursacht lange keine Schmerzen oder Beschwerden. Es gibt Schätzungen, dass Diabetes eine „Blindflugzeit“ von fünf bis acht Jahren hat. Das heißt: Viele Betroffene sind vor der Diagnose bereits seit Jahren zuckerkrank, ohne es zu wissen. Erkannt wird die Erkrankung häufig zufällig, zum Beispiel nach einem Herzinfarkt oder Schlaganfall. Deswegen gehen Fachleute auch davon aus, dass die Dunkelziffer viel höher ist als die mehr als acht Millionen Erkrankten in Deutschland. Es gibt Symptome, die auf einen Typ-2-Diabetes hinweisen können. Dazu zählen zum Beispiel:

- **Durst**
- **Müdigkeit**
- **Trockene Haut**
- **Verstärkter Harndrang**

- Neigung zu schlecht heilenden Wunden
- Infektanfäligkeit

Wenn bei Ihnen eine familiäre Veranlagung bekannt ist oder die bekannten Risikofaktoren wie Übergewicht und Bewegungsarmut vorliegen, sollten Sie spätestens bei diesen Symptomen einen Arzt aufsuchen. Aber unabhängig davon empfiehlt es sich ohnehin, regelmäßig die Vorsorgeuntersuchungen wahrzunehmen, da die erwähnten Symptome nicht immer auftreten.

Was sind „schlanke Dicke"?

Es gibt auch Menschen, die zwar nicht übergewichtig aussehen, aber dennoch zu viel inneres Bauchfett haben und deshalb ebenfalls diabetesgefährdet sind. Dann fällt manchmal der Begriff „schlanke Dicke". Ein Grund mehr, regelmäßig Vorsorgeuntersuchungen in Anspruch zu nehmen!

9 Welche Rolle spielt das Bauchfett?

Speckröllchen an Bauch, Po und Beinen sehen nicht schön aus. Doch besonders das sogenannte viszerale Fett im Bauch, das die inneren Organe umhüllt und sich gerade in der Leber ansammelt, ist nicht nur ein ästhetisches Problem. Es bildet Boten- und Entzündungsstoffe und treibt den Blutzucker und Blutdruck in die Höhe. Ein großer Bauchumfang deutet auf viel ungutes Bauchfett hin. Bei Männern sollte der Umfang daher unter 94, bei Frauen unter 80 Zentimetern liegen. Ein stark erhöhtes Gesundheitsrisiko besteht bei Männern ab 102 und bei Frauen ab 88 Zentimetern. Gezielt am Bauch kann man zwar nicht abnehmen, aber jede Gewichtsabnahme verringert natürlich auch das Bauchfett.

So messen Sie Ihren Bauchumfang

Sie brauchen: ein Maßband.
Die beste Zeit: morgens vor dem Frühstück.
So geht's: Legen Sie das Maßband um die Taille, zwischen unterster Rippe und Oberkante des Hüftknochens (einfach tasten – oft entspricht das der Höhe des Bauchnabels). Maßband eng und gerade um den Bauch führen, bis die Enden zusammenkommen.
Wichtig: entspannen, ausatmen (nicht den Bauch einziehen) und die Werte am besten für den nächsten Arztbesuch notieren.

10 Hilft es, wenn ich abspecke?

Leiden Sie unter Übergewicht, lautet die Antwort: definitiv ja! Denn etliche Kilos zu viel auf der Waage gehen häufig einher mit unterschiedlichen Gesundheitsproblemen. Dazu zählen unter anderem Bluthochdruck, Herz-Kreislauf- und Gefäßerkrankungen sowie eine Fettleber. „Schuld" daran ist insbesondere eine zuckerlastige Ernährung, denn sie führt dazu, dass die Körperzellen insulinresistent werden und der Blutzuckerspiegel dauerhaft erhöht bleibt. Und das wiederum erhöht das Risiko, an Diabetes Typ 2 zu erkranken.

Also denken Sie daran: Jedes Gramm zählt. Schon wenn Sie Ihr Gewicht um nur fünf Prozent verringern, verbessert das Ihre Gesundheit.

11 Gibt es einfache Ernährungs-Tipps, die ich schnell umsetzen kann?

Ja, die gibt es. Essen Sie nur drei gesunde Mahlzeiten am Tag mit langen Esspausen dazwischen.

Machen Sie einen großen Bogen um den klassischen Haushaltszucker, etwa im Kaffee oder Tee. Bei Getränken gilt generell: Wasser ist die beste Wahl. Durch Erfrischungsgetränke überfluten Sie Ihren Körper mit Zucker. Obstsäfte oder mit Süßstoffen versetzte Limonaden sind übrigens keine gute Alternative. Erstere enthalten viel Fruchtzucker, der nur in der Leber verstoffwechselt werden kann und die Entstehung einer Fettleber begünstigt. Zudem wächst die Kritik an Süßstoffen, die möglicherweise einen negativen Effekt auf das Darm-Mikrobiom haben und nachweislich nicht zu einer Gewichtsreduktion beitragen können.

Verzichten Sie auf kohlenhydrathaltige Snacks. Sie halten den Zucker- und Insulinspiegel hoch und verhindern, dass man abnimmt. Wenn Sie zwischen den Mahlzeiten der Hunger plagt, trinken Sie lieber Wasser oder knabbern Sie eine Möhre.

Kochen Sie selbst und frisch. Laut Bundeszentrum für Ernährung (BZfE) sind 80 bis 90 Prozent aller Lebensmittel verarbeitet. Solche sogenannten Convenience-Produkte – man könnte den Begriff mit „Bequemlichkeitsessen“ übersetzen – enthalten meist neben vielen Zusatzstoffen, Salz und Fett auch viel zugesetzten Zucker. Noch mehr Tipps zu einer gesunden Ernährung finden Sie im Kapitel 4 ab Seite 74.

Besser ernähren, gesünder leben – 3 Tipps

1 Essen Sie nur drei Mahlzeiten am Tag mit langen Esspausen dazwischen! Snacks sind tabu.

2 Wasser ist das Getränk der Wahl. Peppen Sie es ruhig mal auf mit Beerenobst, Gurkenscheiben oder Minzblättern. Auch erlaubt: ungesüßte Getränke.

3 Die Hälfte Ihres Tellers sollte immer mit Gemüse gefüllt sein. Das füllt den Magen, hält den Blutzuckerspiegel gering und spart Kalorien.

12 Warum eignet sich Intervall-Fasten so gut zum Abnehmen?

Intermittierendes Fasten, wie das Intervall-Fasten auch genannt wird, ist für alle Menschen günstig, besonders aber für Diabetiker und Diabetikerinnen. Wer Insulin spritzt oder Medikamente einnimmt, die das Unterzuckerrisiko erhöhen, sollte das Fasten unbedingt vorher mit dem Arzt besprechen.

Die beliebteste Variante ist die 16:8-Form. Bedeutet: Sie essen in einem Zeitfenster von acht Stunden zwei Hauptmahlzeiten und verzichten die anderen 16 Stunden des Tages auf Nahrung. Die Methode ist einfach und gut im Alltag umsetzbar. Sie verschlafen den Großteil der Essenspause und frühstücken entweder deutlich später oder essen früher zu Abend. So ist Ihr Insulinspiegel stundenlang niedrig und der Körper greift auf bestehende Fettreserven zurück. Sie steigern den Effekt, wenn Sie sich in den acht Stunden gesund, ausgewogen und kohlenhydratarm ernähren und auch zwischen den Hauptmahlzeiten Pausen von etwa drei bis vier Stunden einlegen. Wem die 16 Stunden Esspause zu lang erscheinen, der kann die Variante abwandeln. Gemäßigter sind 15:9- oder 14:10-Fasten.

Wichtig: Trinken Sie ausreichend. 1,5 Liter Wasser oder ungesüßte Getränke, gleichmäßig über den Tag verteilt, steigern das Wohlbefinden, beugen Kopfschmerzen vor und dämpfen auch den Appetit, wenn sich der kleine Hunger meldet.

Wichtige Labor- und Messwerte und was sie bedeuten

Wichtig ist, unterschiedliche Werte zu verbessern, um den Diabetes in den Griff zu bekommen oder ihn in Schach zu halten. Die folgenden Werte dienen Ihnen zur Orientierung. Ihre persönlichen Zielwerte teilt Ihnen Ihre Ärztin oder Ihr Arzt mit

BLUTZUCKER

Zielwert nüchtern:
100 bis 125 mg/dl
(5,6 bis 6,9 mmol/l)
Zielwert ein bis zwei Stunden nach dem Essen:
140 bis 199 mg/dl
(7,8 bis 11,0 mmol/l)

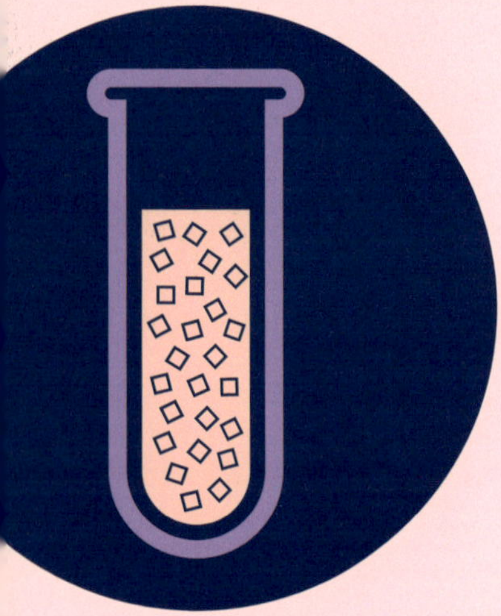

BLUTZUCKER-LANGZEITWERT

Der HbA1c-Wert verrät, wie viele Zuckerteilchen am roten Blutfarbstoff (Hämoglobin, Hb) hängen. Je höher der Blutzuckerspiegel, desto mehr Hämoglobin ist „verzuckert". Diesen Anteil nennt man HbA1c. Weil die roten Blutkörperchen, die das Hämoglobin enthalten, fortlaufend erneuert werden, erlaubt der HbA1c einen Rückschluss auf die Blutzuckerwerte der zurückliegenden acht bis zwölf Wochen.
Zielwert: 6,5 bis 7,5 Prozent. Bei erhöhtem Risiko für Unterzuckerungen wird oft ein Wert nicht unter sieben angestrebt.

LEBERWERTE

Die Enzyme GOT, GPT und Gamma-GT spielen im Stoffwechsel der Leber eine wichtige Rolle. Eine Vermehrung dieser Eiweißstoffe im Blut kann auf eine Schädigung der Leber hinweisen, etwa durch eine Entzündung, durch Alkohol oder Leberverfettung. Gemessen werden die Werte in Enzymeinheiten (U) pro Liter.

GOT (AST)
Normbereich: bei Frauen unter 35 U/l, bei Männern unter 50 U/l

GPT (ALT)
Normbereich: bei Frauen unter 35 U/l, bei Männern unter 50 U/l

Gamma-GT (GGT)
Normbereich: bei Frauen unter 40 U/l, bei Männern unter 60 U/l

BLUTDRUCK

Zielwert: unter 140/80 mmHg. Idealerweise sollten die Werte um 130/80 mmHg liegen (auch nicht viel tiefer, denn zu niedrige Werte können bei verengten Herzgefäßen die Durchblutung des Herzmuskels gefährden).

LDL-CHOLESTERIN

Ein hoher LDL-Cholesterin-Wert erhöht das Risiko für Arterienverkalkung.
Zielwert bei Diabetes: unter 100 mg/dl (2,6 mmol/l)
Zielwert bei sehr stark erhöhtem Risiko, etwa nach Herzinfarkt: unter 70 mg/dl (1,8 mmol/l)

KREATININ-WERT

Kreatinin ist ein Abfallprodukt des Stoffwechsels, das über die Nieren ausgeschieden wird. Daher kann ein erhöhter Kreatinin-Wert im Blut bedeuten, dass die Nieren nicht richtig arbeiten. Gemessen wird der Wert in Milligramm pro Deziliter.
Normbereich: bei Frauen bis 1,0 mg/dl, bei Männern bis 1,2 mg/dl

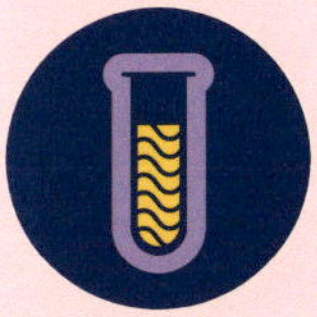

HARNSÄURE-WERT

Zu viel Harnsäure im Blut kann auf eine Gicht hinweisen. Gemessen wird der Harnsäure-Spiegel in Milligramm pro Deziliter.
Normbereich: bis 10 mg/dl

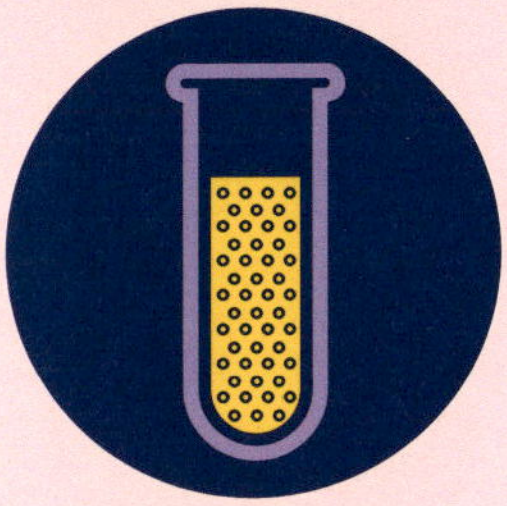

TSH-WERT

TSH ist die Abkürzung für „Thyreoideastimulierendes Hormon“. Dieses Hormon wird vom Gehirn ins Blut abgegeben, um die Hormonproduktion der Schilddrüse anzuregen. Ein erhöhter oder erniedrigter TSH-Wert weist auf eine Störung der Schilddrüsenfunktion hin. Bei einer Unterfunktion der Schilddrüse ist der TSH-Wert erhöht, bei einer Überfunktion erniedrigt. Gemessen wird der Wert in Milli-Einheiten (mU) pro Liter.
Normbereich: 0,3 bis 4,0 mU/l (schwankt je nach Labor)

HÄMOGLOBIN-WERT

Hämoglobin (Hb) heißt der rote Blutfarbstoff. Ein erniedrigter Hb-Wert weist auf eine Blutarmut (Anämie) hin. Gemessen wird der Wert in Gramm pro Deziliter.
Normbereich: bei Frauen 11,6 bis 15,5 g/dl, bei Männern 13, 5 bis 17,5 g/dl

CRP-WERT

CRP steht für „C-reaktives Protein“. Ein erhöhter CRP-Spiegel im Blut weist auf eine Entzündung irgendwo im Körper hin. Gemessen wird der Wert in Milligramm pro Deziliter.
Normbereich: bis 10 mg/dl

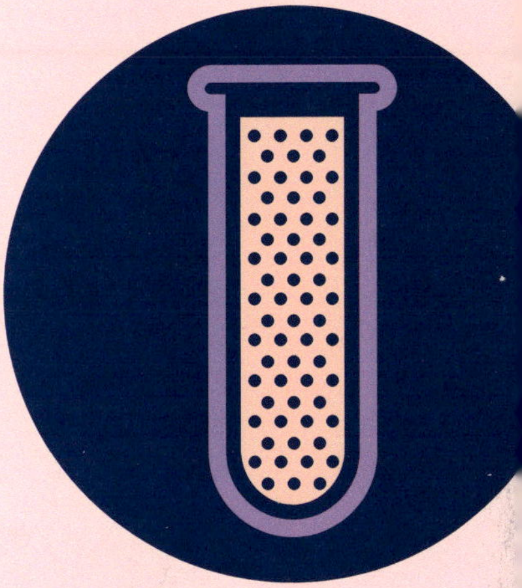

LEUKOZYTEN

Leukozyten gehören zu den weißen Blutkörperchen. Sie wehren zum Beispiel Keime ab. Eine erhöhte Leukozytenzahl im Blut kann etwa auf eine bakterielle Entzündung hinweisen. Gemessen wird die Leukozytenzahl in Tausend (Tsd.) pro Mikroliter.
Normbereich: bei Frauen 4,0 bis 10,4 Tsd./µl, bei Männern 3,9 bis 9,8 Tsd./µl

13 Weshalb lohnen sich gute Zuckerwerte?

Gute Zuckerwerte lohnen sich buchstäblich von Kopf bis Fuß, um das Risiko für Folgeerkrankungen zu senken. Bei den Augen soll eine Retinopathie, also eine Schädigung der Augennetzhaut, verhindert werden. Zudem sinkt durch einen gut eingestellten Blutzuckerspiegel das Risiko, an einem grauen oder grünen Star zu erkranken. Bei den Zähnen sinkt die Gefahr für Parodontitis und Zahnverlust und im Gehirn nimmt das Risiko für Demenz und Schlaganfall ab. Weitere positive Folgen: Beim Herz sinkt die Gefahr für Herzinfarkt sowie Herzschwäche, bei den Nieren geht das Risiko für eine Nierenschwäche zurück. Die Gefahr für Durchblutungsstörungen (man spricht hier von der sogenannten Schaufensterkrankheit) in den Beinen wird geringer.

Um Ihnen die Wichtigkeit einer langfristig guten Stoffwechseleinstellung zu verdeutlichen, haben wir die positiven Folgen noch einmal unten zusammengestellt.

Deshalb lohnen sich gute Zuckerwerte!

HERZ
Das Risiko für Herzinfarkt und Herzschwäche sinkt.

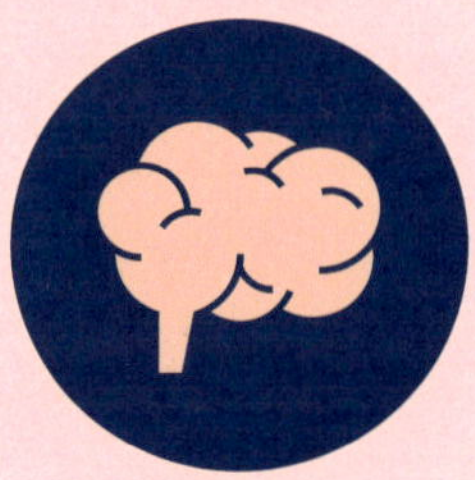

GEHIRN
Die Gefahr für Demenz und Schlaganfall reduziert sich.

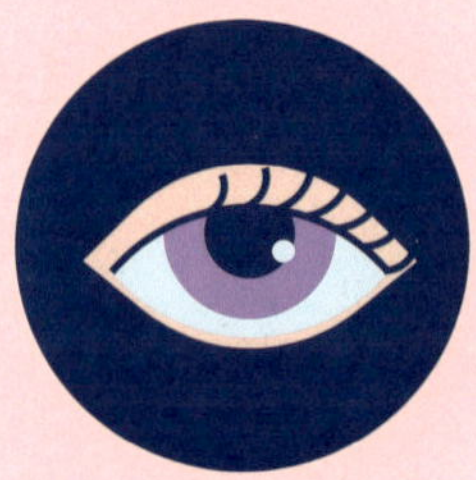

AUGEN
Das Risiko für Netzhautschäden vermindert sich.

14 Wieso kann Diabetes auch die Sexualität beeinträchtigen?

Langfristig erhöhte Blutzuckerwerte können alle Nerven und Blutgefäße im Körper schädigen, auch die in den Geschlechtsorganen. Kommt es als Folge dort zu Durchblutungsstörungen oder Nervenschädigungen, hat dies nicht selten auch Auswirkungen auf die Sexualität, etwa in Form von Erektionsproblemen, Gefühllosigkeit oder Scheidentrockenheit. Auch bestimmte Medikamente, Hormonstörungen und die psychische Belastung durch die chronische Erkrankung können bei Patienten und Patientinnen zu sexuellen Problemen führen.

Ein guter Ansprechpartner ist in erster Linie Ihr Hausarzt, der Sie – wenn nötig – an Ärztinnen und Ärzte der Urologie oder Gynäkologie sowie an psychologisch geschulte Therapeuten überweist. Auch auf diesem Gebiet lohnen sich also gute Zuckerwerte: Sie können das Risiko für Impotenz und Scheidentrockenheit senken.

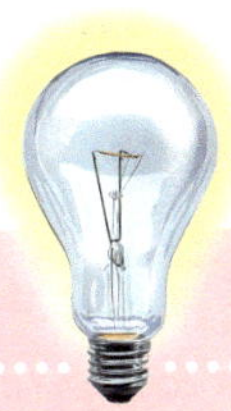

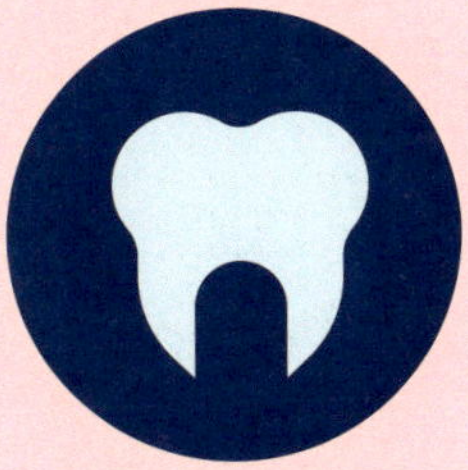

ZÄHNE
Die Gefahr für Parodontitis und Zahnverlust sinkt.

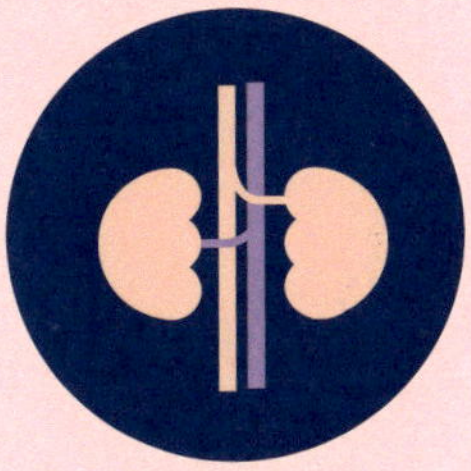

NIEREN
Die Gefahr einer Nierenschwäche wird weniger.

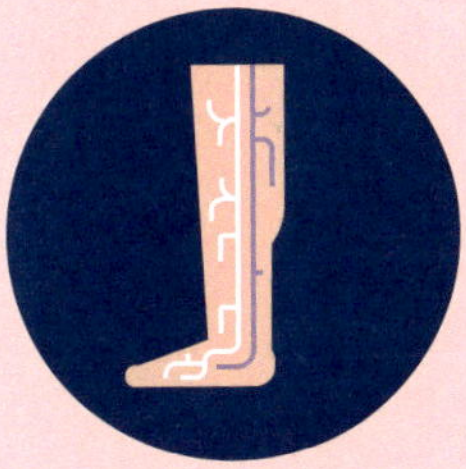

BEINE
Durchblutungsstörungen (Schaufensterkrankheit) in den Beinen lassen sich verhindern.

Gut gegen Diabetes: gesunde Ernährung und Bewegung

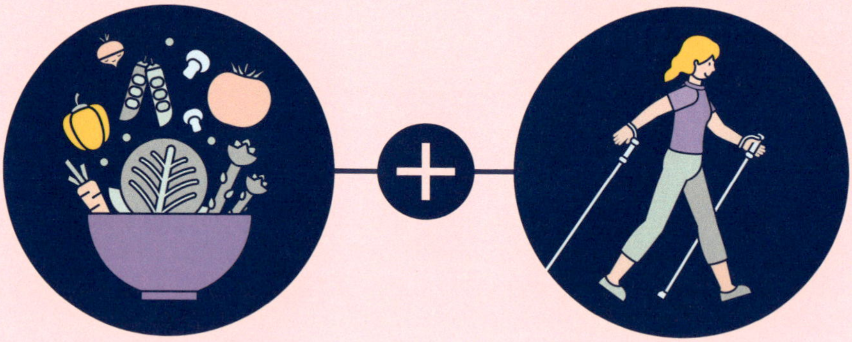

15 Kann ich mit Ernährung und Sport die Krankheit Diabetes beeinflussen?

Eindeutig ja! Da Diabetes vor allem durch ungesunde Ernährung und mangelnde Bewegung verursacht wird, können Sie mit einer Ernährungsumstellung und mit mehr Bewegung entsprechend den Verlauf Ihrer Zuckerkrankheit zum Positiven beeinflussen. Kurz gesagt: Wenn Sie den besten Arzt für sich finden wollen, schauen Sie in den Spiegel. Das sind Sie selbst! Im Alltag haben Sie die Aufgabe, Ihren Diabetes allein zu managen.

Verständlicherweise kann der Gedanke an regelmäßige Blutzucker- und Blutdruckmessungen sowie Medikamente oder Insulin bei Ihnen nun Stress auslösen und für Verunsicherung sorgen. Dann kann Ihnen der folgende Blick helfen: Interpretieren Sie die Zeit, die Sie ab sofort in Kontrolle, Therapie und Lebensveränderungen stecken, als Investition in Ihre Gesundheit und Zukunft. Nicht selten verlieren wir uns im Trubel des Alltags selbst, achten zu wenig auf uns und stellen unsere Bedürfnisse hintenan. Damit sollte jetzt Schluss sein. Nutzen Sie die Chance, zu erfahren, wie viel besser es Ihnen durch eine gesunde Ernährung und Bewegung gehen wird. Müdigkeit, Energielosigkeit und viele andere Beschwerden werden durch eine konsequente Umstellung der Vergangenheit angehören. Das sind doch genug Gründe, um direkt zu starten, oder?

16 Ist Diabetes heilbar?

Jein. Der Begriff „Heilung“ wird zwar immer häufiger benutzt, richtiger ist jedoch, von einer Remission zu sprechen. Damit ist gemeint, dass eine Krankheit zwar im Moment nicht da ist, aber jederzeit wiederkommen kann. Die gute Nachricht: Bei nur wenigen chronischen Krankheiten haben Betroffene diese „Heilung auf Zeit“ so stark selbst in der Hand wie beim Typ-2-Diabetes. Dabei gilt: Je früher die Krankheit diagnostiziert wird, je konsequenter die Betroffenen ihre Lebensweise verändern, desto größer ist die Chance auf normale Blutzuckerwerte und sogar ein Leben ohne Medikamente und Insulin. Das erfordert Disziplin. Doch wer die Umstellung auf gute Ernährung und Bewegung nicht als „Strafe“ oder „Verzicht“, sondern als Verwöhnprogramm für Körper und Geist begreift, dem fällt es leichter. Im Umkehrschluss gilt aber: Fallen Betroffene in alte Gewohnheiten zurück, nehmen wieder zu und essen zu viel Zucker, kehrt auch der Diabetes zurück.

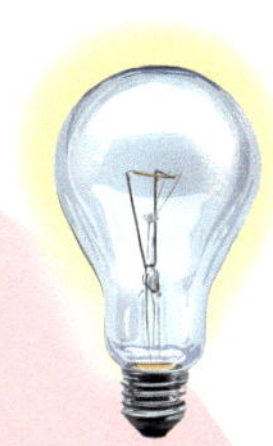

1370

Jeden Tag erhalten rund 1370 Menschen in Deutschland die Diagnose Diabetes.

Quelle: Deutsche Diabetes Gesellschaft

DIABETES-QUIZ

Alles verstanden?

Nun haben Sie schon viel über Typ-2-Diabetes erfahren. Testen Sie an dieser Stelle Ihr Wissen mit unserem kleinen Diabetes-Quiz

1

Alles Mythos? Was ist richtig?

Eine Antwort ist richtig:

(a) Typ-2-Diabetes bekommen nur Rentner, deshalb heißt er ja „Alterszucker".

(b) Typ-2-Diabetes hat auch mit den Genen zu tun.

(c) Alle Diabetiker müssen Insulin spritzen.

2

Woher stammt der Name „Diabetes"?

Eine Antwort ist richtig:

(a) Es ist die Kurzform von Diabetes mellitus (übersetzt: „honigsüßer Durchfluss").

(b) Diabetes hieß der griechische Arzt, der die Zuckerkrankheit entdeckte.

(c) Die erste Zuckerkranke war die Belgierin Diana Bètes, daraus wurde „Diabetes".

(d) „Diabetes" heißt eigentlich „Diabetis". In einem Fachbuch wurde das falsch geschrieben – und man ist dabei geblieben.

3

Was verrät der HbA1c?

Eine Antwort ist richtig:

(a) Ob mit Hirn (H), Beinen (b) und Augen (A) alles in Ordnung (c: correct) ist.

(b) Wie lange man schon Diabetes hat.

(c) Wie hoch der Blutzucker in den letzten Wochen im Durchschnitt war.

(d) Wie gut Blutzucker, Cholesterin und Blutdruck eingestellt sind.

DIE AUFLÖSUNG
Stimmen Ihre Ergebnisse?
Lesen Sie nach.

1 Richtig: (b)
Von wegen Alterszucker!
An Typ-2-Diabetes erkranken durchaus auch jüngere Menschen. Eine wichtige Rolle spielen dabei die Gene. Um die Zuckerwerte zu verbessern, sollen Betroffene ihre Ernährung umstellen, also Zucker und stark verarbeitete Kohlenhydrate vermeiden, Übergewicht abbauen und sich regelmäßig bewegen.
Oft erhalten sie zunächst Medikamente, die den Blutzucker verbessern. Wenn das nicht ausreicht, bekommen sie Insulin.

2 Richtig: (a)
Blutzuckermessgeräte gab es in der Antike noch nicht. Ärzte erkannten Diabetiker etwa daran, dass diese häufigen Harndrang hatten und ihr Urin durch den ausgeschiedenen Zucker süßlich schmeckte. So entstand der lateinische Name „Diabetes mellitus".

3 Richtig: (c)
Der oft auch „Blutzucker-Langzeitwert" genannte HbA1c-Wert verrät den durchschnittlichen Wert der letzten drei Monate. Aber der Mittelwert allein sagt manchmal nicht genug aus: Diabetiker mit starken Schwankungen zwischen zu niedrigen und zu hohen Werten können „gemittelt" einen scheinbar guten HbA1c haben.

Notizen

....

....

....

....

....

....

....

....

....

....

....

....

....

> *Gesundheit ist nicht alles, aber ohne Gesundheit ist alles nichts*
>
> **ARTHUR SCHOPENHAUER**

2

Diabetes – und jetzt?

Die ersten Schritte nach der Diagnose

Blutzuckerwerte kontrollieren, Medikamente nehmen und den Blutdruck im Blick behalten – wer mit Diabetes lebt, muss im Alltag ein paar Regeln befolgen, um weiterhin ein unbeschwertes Leben führen zu können. Wie Ihnen das gut gelingt und worauf es ankommt, erfahren Sie in diesem Kapitel.

1 Ändert die Diagnose mein Leben?

Ja – und zwar zum Guten, auch wenn das vielleicht nach einem Widerspruch klingt. Doch ein aktiveres Leben und eine bessere Ernährung werden nicht nur viele Ihrer Gesundheitswerte verbessern und Ihr Wohlbefinden steigern. Sie werden durch die Bewegung und das gesündere Essen dauerhaft auch mehr Energie und Lebensfreude spüren. Sie müssen sich auch ab jetzt nicht alles verbieten. Denn Verbote wecken in der Regel nur den Reiz nach verbotenen Lebensmitteln. Trotzdem ist es gut, langfristig Zucker zu meiden – vor allem in Getränken – und auch mit den ungünstigen Kohlenhydraten sparsam zu sein (siehe Interview ab Seite 34). Das heißt: Tauschen Sie generell Weißmehl- gegen Vollkornprodukte, aber essen Sie auch davon in Maßen. Bei den günstigen Kohlenhydraten wie Gemüse können Sie dagegen problemlos zugreifen. Wie Sie Zucker in Lebensmitteln entlarven, lesen Sie auf Seite 80.

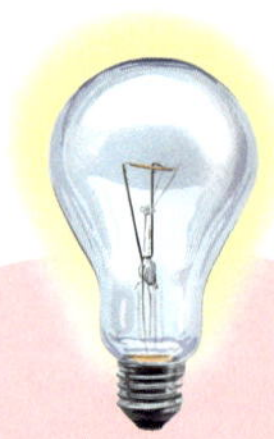

Gut zu wissen

Ändern Sie immer nur eine Sache, (zum Beispiel auf zuckerfreie Getränke umstellen), und üben Sie so lange, bis es Ihnen leichtfällt, die Neuerung einzuhalten. Erst dann folgt die nächste Änderung.

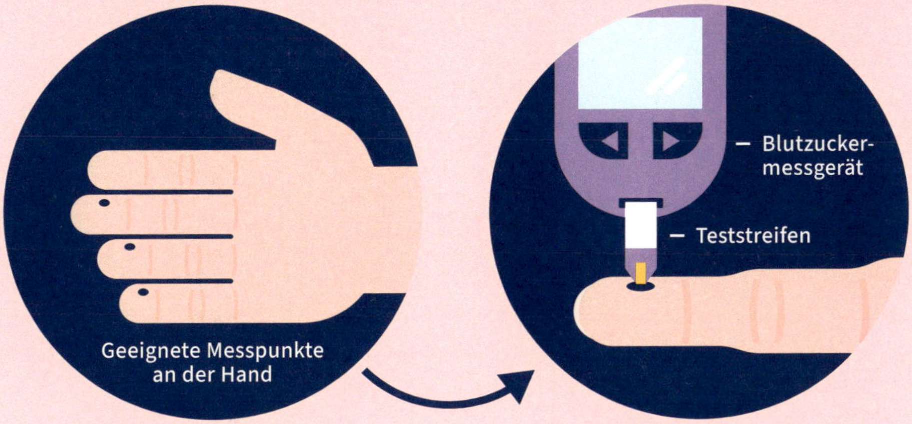

2 Was sollte ich jetzt immer zu Hause oder bei mir haben?

Bei Typ-2-Diabetes wird das Blutzuckermessen empfohlen. Allerdings bezahlt die Krankenkasse Blutzucker-Teststreifen nur, wenn man Insulin spritzt. Ansonsten erstattet sie vorübergehend eine kleine Menge, etwa zu Beginn einer Therapie, bei einer akuten Erkrankung, die die Zuckerwerte verschlechtert, oder wenn die Diabetesmedikamente geändert werden.

Wenn Sie regelmäßige Essgewohnheiten haben und Ihre Blutzuckerwerte weitestgehend stabil sind, genügt es mitunter, wenn der Arzt den Zucker kontrolliert. Entscheidend ist dabei auch, dass Sie keine Medikamente nehmen, die Unterzuckerungen auslösen können. Dazu zählen Insulin sowie Tabletten aus der Gruppe der Sulfonylharnstoffe.

Dennoch ist es sinnvoll, wenn Sie Ihren Blutzucker auch selbst hin und wieder überprüfen, etwa nach einer Radtour oder nach Ihrem Lieblingsessen. So sehen Sie auf einen Blick, wie sich bestimmte Dinge direkt auf Ihren Blutzuckerspiegel auswirken, und lernen mehr über sich und Ihre Erkrankung. Auch ein gelegentliches Blutzucker-Tagesprofil ist hilfreich. Deswegen ist es gut, wenn Sie sich ein Blutzuckermessgerät und Teststreifen anschaffen. Gut ist zudem, immer einen Diabetikerausweis oder Diabetespass bei sich zu tragen. Er enthält persönliche Daten und Angaben zur Behandlung, was in einem Notfall hilfreich sein kann. Das Dokument erhalten Sie zum Beispiel beim Arzt, in Apotheken und bei Krankenkassen.

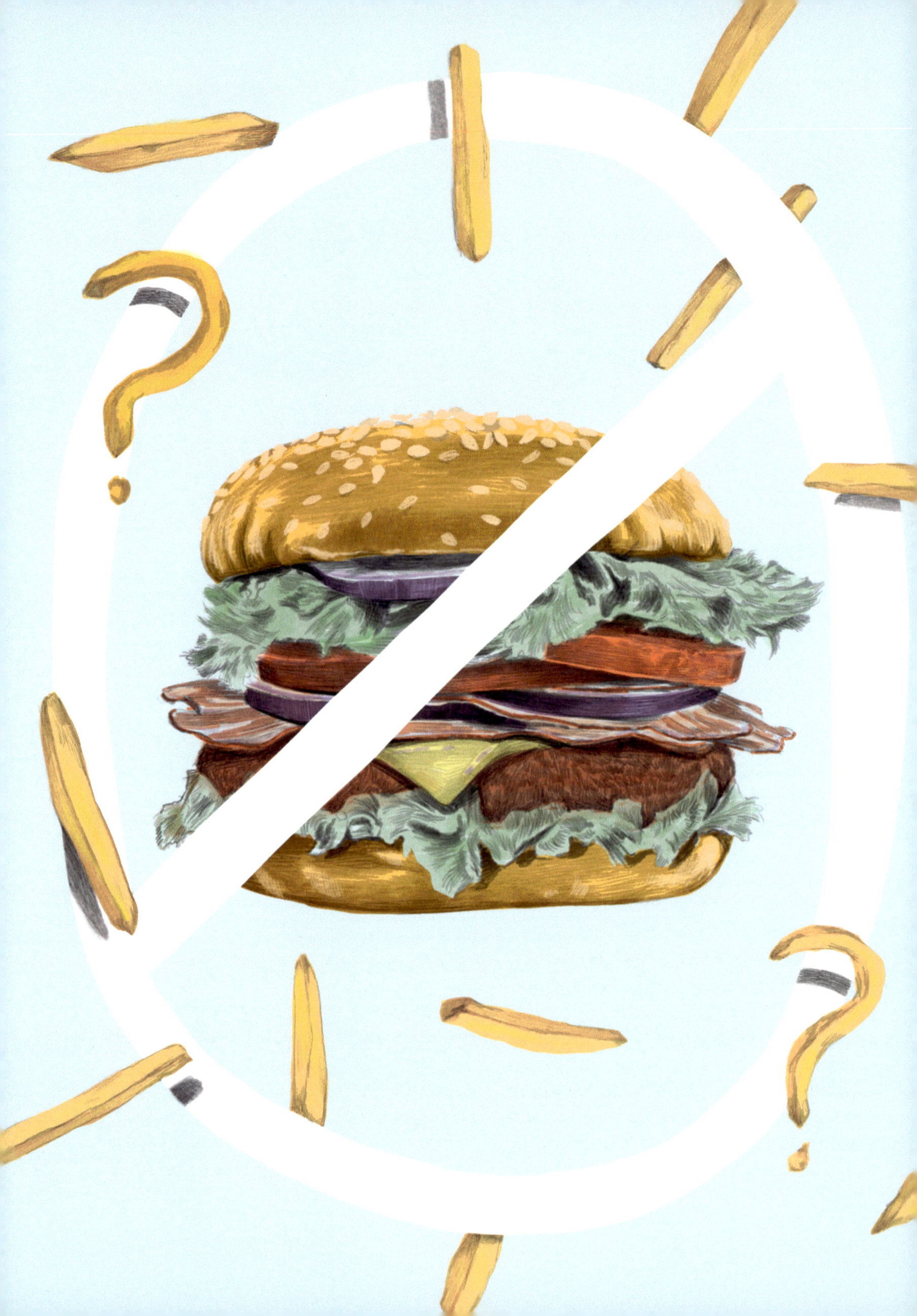

„Diabetes Typ 2 ist keine Einbahnstraße. Sie können in ein gesundes Leben zurückkehren!“

Herr Prof. Dr. Martin, was hat aus Ihrer Sicht zu dem starken Anstieg an Typ-2-Diabetes geführt?

PROF. DR. STEPHAN MARTIN: Ganz klar, die Verteufelung von Fett zugunsten von Kohlenhydraten. Daran hatte vor allem die Nahrungsmittelindustrie großes Interesse. Jahrelang wurde mantramäßig empfohlen, sich möglichst fettarm zu ernähren und lieber üppig bei Kartoffeln, Brot und Reis zuzugreifen. Dabei ist es genau umgekehrt: Fett ist nicht das Problem, es sind zu viele Kohlenhydrate, die dick und krank machen.

Noch etwas?

MARTIN: Ja. Wir müssen auch beim Obst stärker differenzieren. Viele Obstsorten

„Der Fokus muss auf mehr Gemüse liegen. Gemüse ist Obst ohne Zucker“

sind sehr zuckerreich, dennoch galt lange: Weintrauben, Bananen und Äpfel? So viel und so oft, wie man möchte, Obst kann man gar nicht genug essen. Auch das stimmt so nicht. Für übergewichtige Menschen sind fünf Portionen Obst am Tag Körperverletzung. Unser Fokus muss mehr auf Gemüse liegen. Ich sage gern: Gemüse ist Obst ohne Zucker.

Welche Maßnahme halten Sie dagegen für effektiv, wenn ein Mensch gerade die Diagnose Zucker bekommen hat?

MARTIN: Meine Patientinnen und Patienten bekommen von mir Folgendes an die Hand: ein Blutzuckermessgerät und den Rat, sich eine Woche so zu ernähren wie herkömmlich – ohne Einschränkungen. Einziger Unterschied: Eineinhalb bis zwei Stunden vor und nach den Mahlzeiten sollen sie ihren Zucker messen. Das hat in der Regel den größten Lerneffekt, weil so klar wird, welche Lebensmittel den Spiegel in die Höhe treiben und wie schnell.

Sie behandeln viele Ihrer Patientinnen und Patienten im Anschluss mit einer kohlenhydratfreien Formula-Diät. Was bringen solche Shakes?

MARTIN: Sie dienen als Initialzündung für drei bis sieben Tage unter Kontrolle des Blutzuckers. Wir erreichen damit zwei Ziele: Erstens gehen die Zuckerwerte stark herunter. Auch hier geht es um einen Erkenntnisgewinn und um den Aufbau von Vertrauen in den eigenen Körper. Die Patienten und Patientinnen begreifen, dass sie den Diabetes direkt beeinflussen können. Zweitens verlieren die Erkrankten auch etwas Gewicht und sehen auf der Waage einen schnellen Erfolg. Das ist der beste Motivationsschub. Wichtig ist: Wenn Menschen bereits Diabetesmedikamente einnehmen, müssen diese eventuell angepasst werden, um eine Unterzuckerung zu vermeiden.

Wie geht es dann weiter?

MARTIN: Üblicherweise wird die Diät um weitere acht bis zwölf Wochen verlängert. Jeder Shake wird mit Wasser oder Sojamilch angerührt und mit zwei Esslöffeln hochwertigem Pflanzenöl vermengt. Danach erfolgt die Umstellung auf eine zuckerarme, also Low-Carb-Ernährung. Etwa die Hälfte der Erkrankten hat im Anschluss so gute Blutzuckerwerte, dass sie entweder gar keine Medikamente oder Insulin mehr benötigt oder deutlich weniger. Das beweist: Diabetes ist keine Einbahnstraße. Durch eine gesunde Ernährung kann man in ein gesundes Leben zurückkehren. Die Menschen müssen nur verstehen, dass es um eine lebenslange Veränderung und nicht um eine Crashdiät geht. Außerdem muss ich auch nicht auf alles verzichten, was ich gern mag, nur clever tauschen: dunkle Schokolade mit hohem Kakaoanteil statt Vollmilchschokolade, trockenen Wein statt lieblichen.

„Es geht um eine lebenslange Veränderung und nicht um eine Crashdiät“

Wie viele Mahlzeiten sollten Menschen mit Diabetes zu sich nehmen?
MARTIN: Möglichst wenige und bitte keine Zwischenmahlzeiten. Wir haben leider verlernt, nur zu essen, wenn wir wirklich hungrig sind. Warten Sie also darauf, dass Ihr Magen tatsächlich knurrt, und überbrücken Sie den kleinen Appetit ruhig mal mit einer Tasse Kaffee ohne Zucker. Er nimmt das Hungergefühl.

Was würden Sie zum Schutz vor Diabetes nie essen oder trinken?
MARTIN: Orangensaft und Kartoffelpüree. Beide haben einen extrem hohen glykämischen Index, das heißt, sie führen also zu einem extrem schnellen und steilen Anstieg des Blutzuckerspiegels.

Was sollte sich in der Diabetestherapie aus Ihrer Sicht ändern?
MARTIN: 24 Prozent aller Patienten und Patientinnen erhalten sofort Insulin statt anderer Medikamente. Diese Zahl finde ich viel zu hoch! Denn oft schüttet die Bauchspeicheldrüse von Erkrankten nach den Mahlzeiten gleich viel oder sogar mehr Insulin aus als die Drüse von gesunden Menschen. Zusätzlich Insulin zu geben ist deswegen gar nicht notwendig und hat nur negative Auswirkungen. Betroffene sollten viel stärker motiviert und begleitet werden, das Ruder selbst herumzureißen und durch eine kohlenhydratarme Ernährung und Bewegung den Diabetes in Schach zu halten.

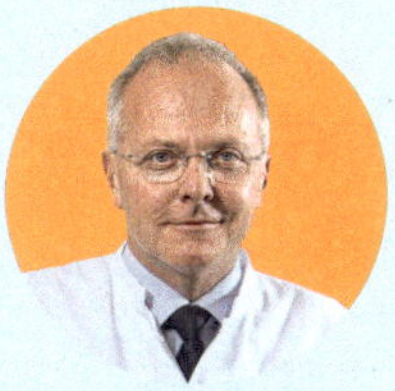

PROF. DR. STEPHAN MARTIN,
Chefarzt für Diabetologie und Direktor des Westdeutschen Diabetes- und Gesundheitszentrums (WDGZ), Verbund Katholischer Kliniken Düsseldorf (VKKD)

3 Was genau wird gemessen und wie sollten die Werte sein?

Gemessen wird der Blutzucker, die Glukosemenge, die sich im Blut befindet. Bei gesunden Menschen liegt der Blutzucker nüchtern, also vor dem Frühstück, meist unter 100 mg/dl (5,6 mmol/l) und nach einer Mahlzeit unter 140 mg/dl (7,8 mmol/l). Bei Diabetes versucht man die Werte nahe an diesem Bereich zu halten. Am besten vereinbaren Sie mit Ihrem Hausarzt, welche Werte Sie persönlich anstreben sollten.

Der Arzt kann im Blut auch den Langzeitwert messen, genannt HbA1c. Er gibt Auskunft darüber, wie hoch die Zuckerwerte der vergangenen acht bis zwölf Wochen durchschnittlich waren. Oft wird bei Diabetes ein Langzeitwert von 6,5 bis 7,5 Prozent angestrebt.

Übrigens: Die Blutzuckerwerte werden, abhängig vom Messgerät, in mg/dl (Milligramm pro Deziliter) oder mmol/l (Millimol pro Liter) gemessen. In den alten und neuen Bundesländern wurden unterschiedliche Einheiten verwendet. Wir geben die Zuckerwerte im Buch immer in beiden Einheiten an.

Gut zu wissen

Blutzuckerwerte bei gesunden Menschen:

NÜCHTERN VOR DEM FRÜHSTÜCK:
meist unter 100 mg/dl (5,6 mmol/l)

NACH EINER MAHLZEIT:
unter 140 mg/dl (7,8 mmol/l)

4 Was ist ein Blutzucker-Tagesprofil?

Wer seinen Blutzucker nicht regelmäßig misst, sollte gelegentlich ein Tagesprofil machen. Das heißt, einen Tag lang vor jeder Hauptmahlzeit sowie eineinhalb bis zwei Stunden danach und vor dem Schlafengehen den Blutzucker messen und die Werte notieren. Wie oft ein Tagesprofil sinnvoll ist, besprechen Sie mit Ihrem Arzt. Die Werte helfen dem Arzt, die Therapie zu verbessern.

5 Was ist das Ziel aller Kontroll- und Therapiemaßnahmen?

Das Ziel einer guten Blutzuckereinstellung ist, einerseits Folgeerkrankungen durch den Diabetes zu verhindern und andererseits akute Stoffwechselentgleisungen, wie eine schwere Unter- oder Überzuckerung, zu verhindern.

Im günstigsten Fall ist das Ziel, eine Remission zu erreichen (siehe dazu Seite 27, Frage 16). Also, die Blutzuckerwerte auf die Werte von gesunden Menschen zu senken, damit Sie keine Medikamente oder Insulin (mehr) nehmen müssen.

6 Was sind Hypo-Helfer?

Die Unterzuckerung oder Hypoglykämie, kurz Hypo (siehe auch Seite 64) genannt, kann für Menschen mit Diabetes zur ernsten Gefahr werden. Sie betrifft in erster Linie Erkrankte, die Insulin spritzen oder Sulfonylharnstoff-Präparate einnehmen. Andere Diabetesmedikamente (siehe dazu Seite 58), lösen in der Regel keine Unterzuckerungen aus.

Während einer Hypo befindet sich zu wenig Zucker im Blut, um Körper und Gehirn ausreichend mit Energie zu versorgen. Die Betroffenen leiden dann unter unterschiedlichen Beschwerden und können bei einer schweren Unterzuckerung bewusstlos werden.

Deshalb sollten Sie zu Hause, aber auch unterwegs in der Handtasche und im Auto sogenannte Hypo-Helfer griffbereit haben. Dazu zählen: Traubenzuckertäfelchen, Gummibärchen, Limonaden und Fruchtsäfte (keine Light-Variante! Sie brauchen jetzt tatsächlich Zucker) oder Flüssigzucker aus der Apotheke.

Gut zu wissen

Die Anzeichen einer Unterzuckerung können sich unter einer Insulintherapie verändern. Das kann dazu führen, dass Frühsymptome einer Unterzuckerung daher nicht mehr oder nur eingeschränkt wahrgenommen werden.

Der kleine Piks: So messen Sie richtig

Ihren Blutzucker können Sie ganz einfach messen. Wir zeigen Ihnen in sieben Schritten, wie das funktioniert

1.

HÄNDE WASCHEN

Auch feinste Zuckerspuren, etwa von einem Stück Obst, das Sie vor dem Messen gegessen haben, verfälschen den Wert. Warmes Wasser regt die Durchblutung an. Hände gut abtrocknen.

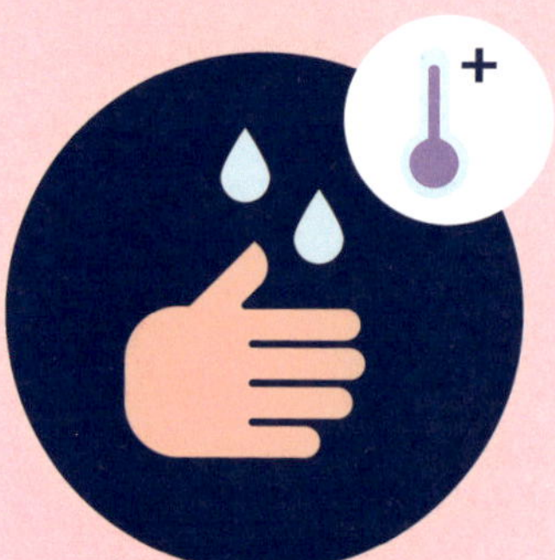

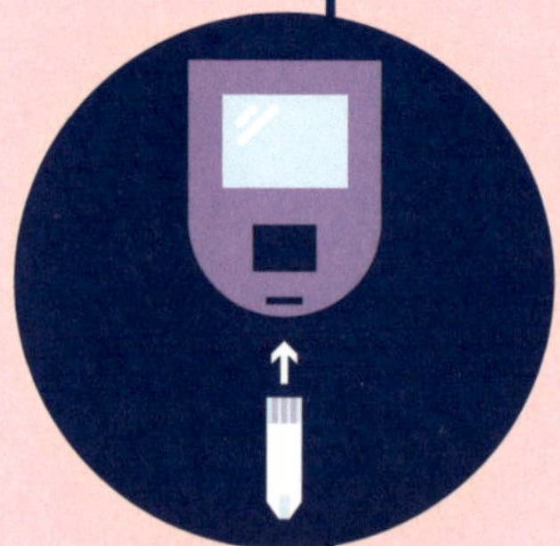

2.

VERSCHLUSSKAPPE

der Stechhilfe abnehmen, frische Lanzette einsetzen. Schutzkappe der Lanzette abdrehen, Verschlusskappe der Stechhilfe wieder aufsetzen.

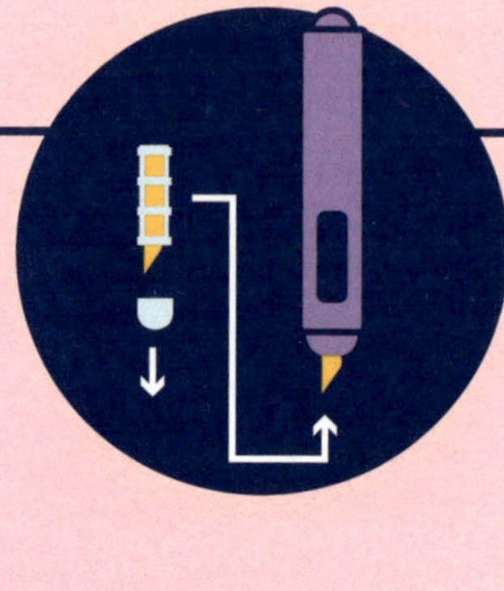

3.

TESTSTREIFEN

Teststreifen in das Messgerät stecken, das sich dadurch einschaltet.
Wichtig: Streifen immer in der geschlossenen Dose aufbewahren. Nie lose mit sich tragen, etwa in der Hemdtasche.

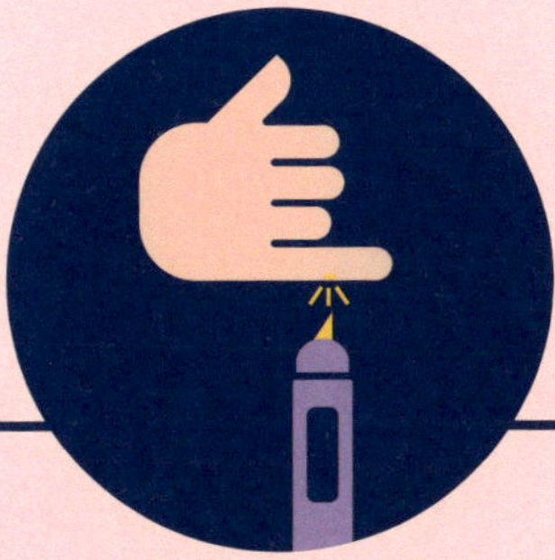

4.

STECHHILFE

Stechhilfe seitlich an die Fingerkuppe drücken. Dort tut es am wenigsten weh. Auslöser betätigen. Tipp: Mittel-, Ring- und kleinen Finger nutzen. Daumen und Zeigefinger schonen, da man beide am häufigsten im Alltag benutzt und diese unversehrt bleiben sollten. Kommt nicht genug Blut: Fingerkuppe sanft drücken.

5.

PROBE ENTNEHMEN

Teststreifen an den Blutstropfen halten, damit das Blut angesogen wird.

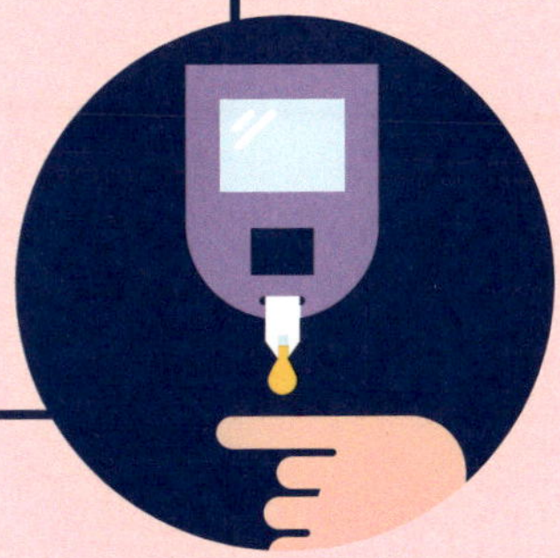

6.

KALENDER

Wert mit Datum und Uhrzeit ins Blutzucker-Tagebuch eintragen (oder er wird automatisch gespeichert). Schreiben Sie auf, was den Blutzuckerwert beeinflusst haben könnte, zum Beispiel Essen oder Sport.

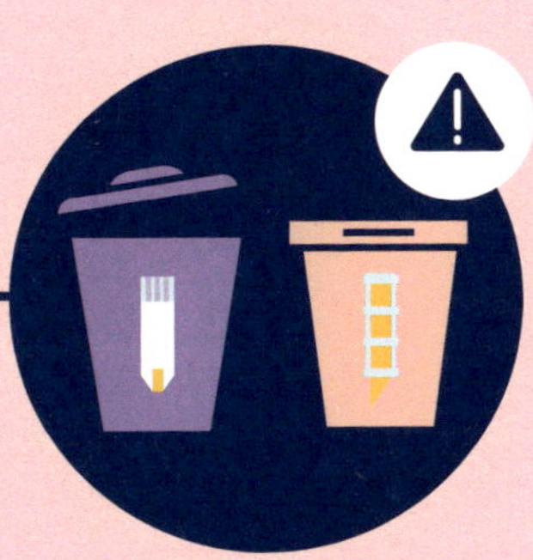

7.

ENTSORGUNG

Teststreifen im Restmüll entsorgen. Lanzette in stich- und bruchsicherem Gefäß entsorgen, um Verletzungen zu vermeiden. Hierfür eignen sich Abwurfbehälter aus der Apotheke.

7 Welche Messverfahren gibt es?

Blutzuckermessung mit Blutzuckermessgerät

Dabei piksen Sie sich mit einer Stechhilfe seitlich in die Fingerkuppe und tragen den Blutstropfen auf einen ins Messgerät eingelegten Teststreifen auf. Das Gerät zeigt binnen Sekunden das Ergebnis.

Für wen geeignet? Für alle, die nur gelegentlich messen und nicht unter starken Blutzuckerschwankungen leiden. Ohne Insulintherapie zahlen die Kassen Teststreifen nur ausnahmsweise. Auch wer einen Glukosesensor nutzt (siehe rechts), muss in manchen Situationen den Blutzucker auf diese Weise messen.

Flash Glucose Monitoring (FGM)

Ein Sensor am Oberarm misst kontinuierlich den Zucker in der Gewebeflüssigkeit. Um die Werte zu sehen, muss man den Sensor (er wird alle 14 Tage gewechselt) mit einem Lesegerät oder Handy scannen. Das neue Modell des FGM-Systems hat zuschaltbare Hoch- und Tief-Alarme, warnt aber etwa nicht bei raschem Zuckerabfall.

Für wen geeignet? Für Menschen, die öfter täglich messen müssen, weil sie mit häufigen Tiefs zu kämpfen haben. Oder, die zum Beispiel aus beruflichen Gründen nicht jederzeit „blutig“ messen können. Kostenübernahme: siehe CGM.

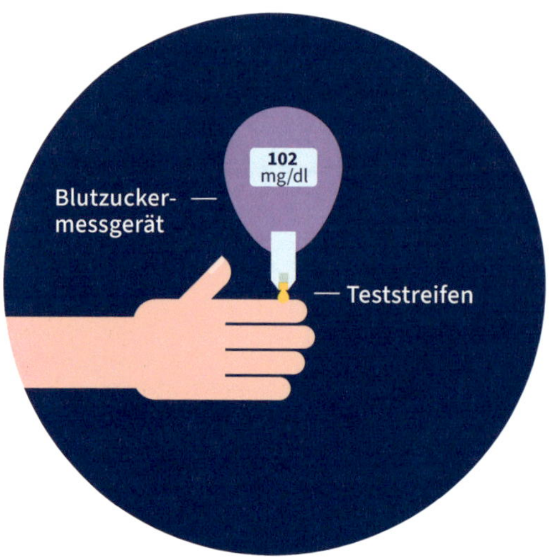

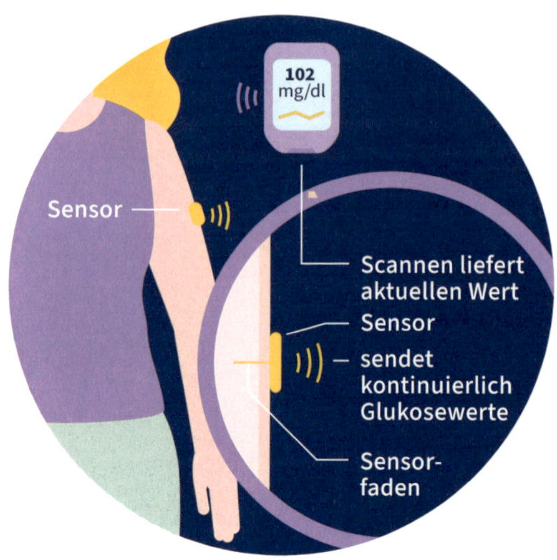

Kontinuierliche (ständige) Glukosemessung (CGM)

Hier wird ein Sensor auf den Bauch geklebt. Ein ins Unterhautfettgewebe eingeführter Messfaden misst in kurzen Abständen den Zuckergehalt in der Gewebeflüssigkeit. Mittels eines Senders werden die Werte zum Beispiel ans Handy weitergeleitet. So können Erkrankte die Daten kontrollieren und werden bei Hochs, Tiefs oder raschem Zuckerabfall rechtzeitig alarmiert. Den Sensor muss man nach zirka sechs bis zehn Tagen ersetzen.

Für wen geeignet? Für Menschen mit starken Schwankungen, gestörter Unterzucker-Wahrnehmung oder für Kinder. Die Krankenkassen zahlen bei intensivierter Insulin- und Pumpentherapie, wenn die Therapieziele nicht anders erreicht werden können.

Langzeit-CGM

Eine Sensorkapsel wird durch den Arzt am Oberarm unter die Haut gesetzt. Ein Wechsel ist erst nach zirka 180 Tagen nötig. Ein Transmitter funkt die Werte an ein Handy. Es alarmiert die Träger frühzeitig, wenn der Zucker zu entgleisen droht. Zusätzlich vibriert der Transmitter.

Für wen geeignet? Für Diabetiker und Diabetikerinnen, die ein CGM-System brauchen, aber nicht so häufig den Sensor wechseln möchten oder die Pflaster anderer Systeme nicht vertragen.
Die Kostenübernahme ist nicht einheitlich geklärt. Einige Kassen zahlen das System noch nicht. In dem Fall kann es helfen, Widerspruch einzulegen. Auf der Website www.diabetes-forum.de finden Sie unter dem Suchbegriff „Kostenübernahme" einen Leitfaden zur CGM-Kostenübernahme. Der Download ist kostenlos.

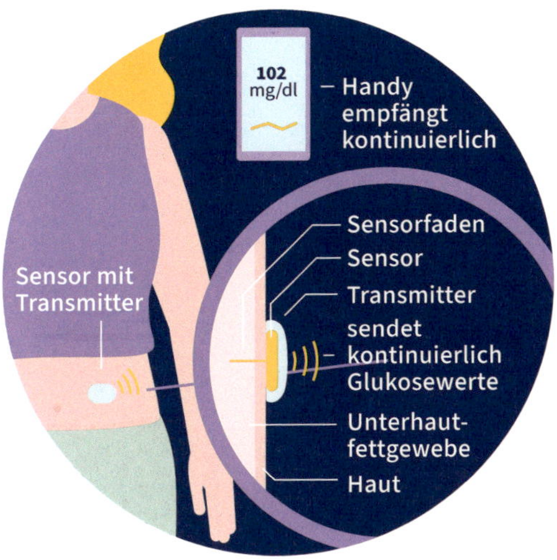

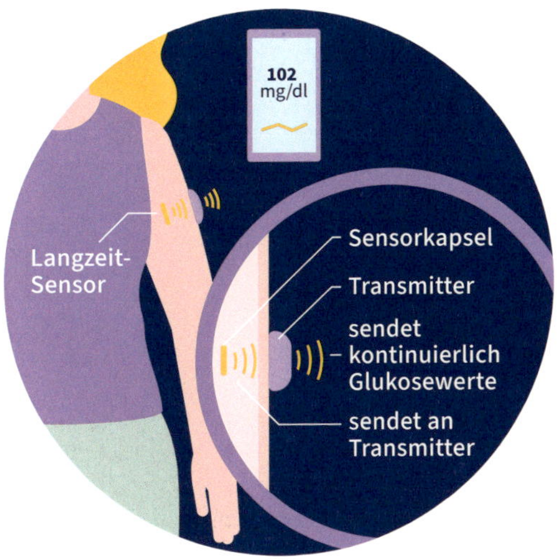

So messen Sie Ihren Blutdruck richtig

Auch Ihren Blutdruck sollten Sie ab jetzt regelmäßig im Blick behalten. Verlässlichere Messwerte liefern Oberarm-Messgeräte. So klappt es ganz einfach:

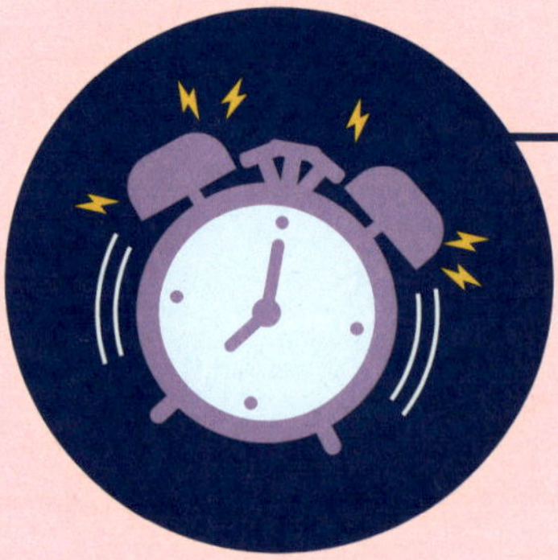

1.

ZUR GLEICHEN ZEIT MESSEN

Messen Sie den Blutdruck immer zur gleichen Zeit. Am besten morgens, bevor Sie die Blutdrucktabletten nehmen. Um realistische Werte zu erhalten, sollten Sie entspannt und nicht gestresst sein. Daher vor dem Messen einfach fünf Minuten entspannt hinsetzen und relaxen. Trinken Sie vorher keine anregenden, blutdrucksteigernden Getränke wie Kaffee oder Schwarztee. Bitte auch nicht rauchen, all das treibt den Blutdruck in die Höhe. Beim Messen die Beine nicht überkreuzen. Durch die angespannten Muskeln erhöht sich ebenfalls der Druck.

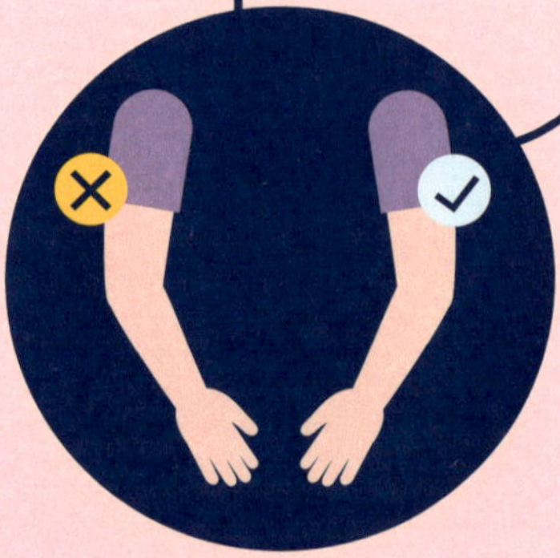

2.

MESSEN AM SELBEN ARM

Messen Sie beim ersten Mal an beiden Armen und danach immer an dem Arm, an dem Sie den höheren Wert gemessen haben. Bei einem deutlichen Unterschied zwischen den Armen sprechen Sie mit dem Arzt.

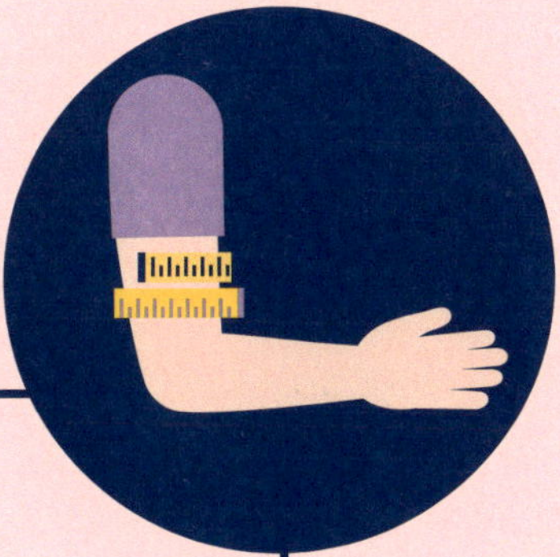

3.

BEI KRÄFTIGEN OBERARMEN

Wer am Oberarm einen Umfang von mehr als 33 Zentimetern misst, braucht eine extrabreite Manschette, sonst ist der Wert falsch. Lassen Sie sich dazu in der Apotheke beraten.

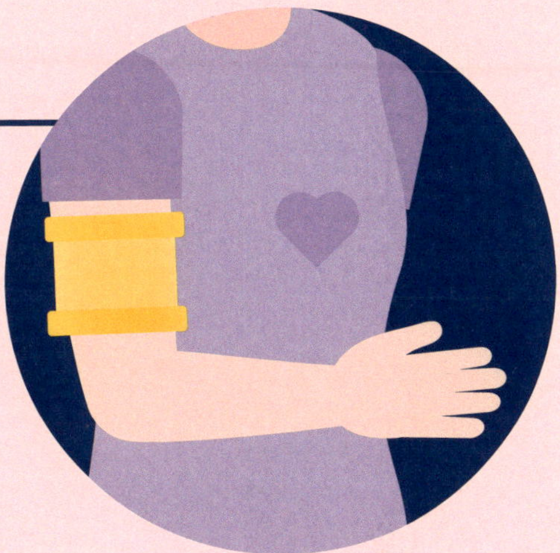

4.

MANSCHETTE RICHTIG ANLEGEN

Legen Sie die Manschette so an, dass sie etwa einen Fingerbreit über der Ellenbeuge und auf Höhe des Herzens sitzt. Die Manschette nicht zu straff anziehen. Sie sollten gerade noch einen Finger darunterschieben können. Danach legen Sie den Arm entspannt auf einem Tisch ab.

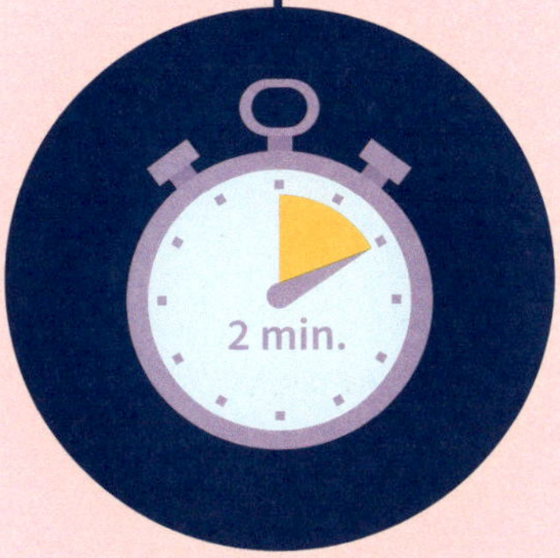

5.

WIEDERHOLUNG

Messen Sie nach zwei Minuten erneut. Der zweite Wert ist meist etwas niedriger. Notieren Sie diesen Wert.

DIABETES-QUIZ

Alles verstanden?

Ein paar Dinge haben sich in Ihrem Alltag wegen des Diabetes geändert. Wenden Sie die neuen Regeln schon sicher an? Testen Sie ihr Wissen

1

Warum sollte man vor dem Blutzuckermessen die Hände waschen?

2

Auf die Schnelle den Blutdruck zu messen ist keine gute Idee. Warum nicht?

3

Darf ich ab sofort kein Eis, keine Schokolade oder ein Stück Kuchen essen?

DIE AUFLÖSUNG

Stimmen Ihre Ergebnisse? Lesen Sie nach.

1 **Antwort:**
Kleinste Zuckerreste von gegessenen Speisen an den Fingern verfälschen den Wert.

2 **Antwort:**
Der Blutdruck sollte im Ruhezustand gemessen werden. Daher vor dem Messen fünf Minuten hinsetzen und entspannen.

3 **Antwort:**
Verbote verstärken nur die Lust auf Lebensmittel, die als Tabu gelten. Besser ist es daher, Süßes deutlich weniger zu essen oder (noch besser) durch köstliche und gesunde Nahrungsmittel zu ersetzen. Wenn Sie also Lust auf ein Stück Schokolade haben, greifen Sie zu Sorten mit einem sehr hohen Kakaoanteil, am besten mit 80 oder 90 Prozent. Diese enthalten kaum noch Zucker, schmecken köstlich und lindern schneller die Lust auf Süßes.

Notizen

Kümmere dich um deinen Körper. Es ist der einzige Ort, den du zum Leben hast

VERFASSER UNBEKANNT

3

Therapeut
Arzt

So behandelt Sie Ihr Arzt

Wer die Diagnose Diabetes Typ 2 erhalten hat, wird fortan regelmäßiger zum medizinischen Check-up gehen. Einerseits, um die Erkrankung zu überwachen und eine Verschlechterung zu vermeiden, andererseits, um frühzeitig mögliche Folgeerkrankungen zu erkennen. Lesen Sie, was Sie zukünftig in der Arztpraxis erwartet.

1 Wann und wie oft muss ich nun zu welchem Arzt?

So individuell, wie Sie als Patientin und Patient sind, so maßgeschneidert sollte auch Ihre Diabetestherapie sein. Üblicherweise wird die Therapie stufenweise aufgebaut, wenn nötig intensiviert, aber auch manchmal zurückgefahren. Etwa wenn sich die Blutzuckerwerte durch eine Gewichtsabnahme deutlich verbessert haben. So können viele Diabetiker und Diabetikerinnen ihre Erkrankung deutlich länger ohne Insulin beherrschen.
Zudem brauchen die Behandlung und die Einstellung auf die richtige Medikation Zeit und Geduld. Unter Umständen treten bei der Einnahme von Medikamenten auch Nebenwirkungen auf oder die Dosierung muss nachjustiert werden. In der Regel läuft die Therapie zeitlich wie folgt ab:

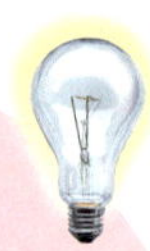

100

Im Durchschnitt behandelt jeder Hausarzt rund 100 Menschen mit Diabetes.

Quelle: Deutsche Diabetes Gesellschaft

Nach der Diagnose

Im ersten Schritt rät Ihnen Ihr Hausarzt oder Ihre Hausärztin, sich regelmäßig zu bewegen und sich gesund zu ernähren. Beide Maßnahmen sind das Fundament, da sie zu besseren Blutzuckerwerten und zu einer Gewichtsabnahme führen. Auch diese wirkt sich positiv auf Ihre Blutzuckerwerte, aber auch auf Ihren Blutdruck aus. Wenn Sie rauchen, sollten Sie in Zukunft auf den Glimmstängel verzichten. Der Grund: Rauchen schädigt zusätzlich die ohnehin schon belasteten Gefäße von Diabetikern. Oft bekommen Sie auch direkt ein Medikament verschrieben, dabei handelt es sich meistens um Metformin.

Nach 3 bis 6 Monaten

In den letzten Wochen hat Ihre Hausärztin immer wieder Ihren Langzeitwert (HbA1c) kontrolliert. In der Regel wird bei Typ-2-Diabetes dabei ein Zielwert von etwa 6,5 bis 7,5 Prozent angestrebt. Dann sind die Werte in einem guten Rahmen und die Gefahr für Folgeerkrankungen sinkt. Der Wert kann aber auch höher liegen, etwa wenn eine Person zu starken Unterzuckerungen neigt. Liegt der Wert nach zirka 12 Wochen noch nicht im gewünschten Bereich, kommt meistens ein weiteres Medikament dazu, um den Blutzucker dauerhaft in den Griff zu bekommen.

Weitere 3 bis 6 Monate später

Ist der Langzeitwert noch immer nicht optimal, kommt oft ein drittes Medikament hinzu. Einige Diabetesmedikamente haben neben ihrer zuckersenkenden Wirkung einen zusätzlichen Nutzen und behandeln Begleiterkrankungen parallel mit. Oder die Ärztin verschreibt zusätzlich zu den Tabletten Insulin. Oft erfolgt auch eine Überweisung an eine Diabetologin oder einen Diabetologen, wenn sich die Werte nicht verbessern oder der Zucker nach wie vor stark schwankt. Diese Fachärzte sind auf Diabetes spezialisiert.

Weitere 3 bis 6 Monate später

Der HbA1c-Wert liegt immer noch nicht im optimalen Bereich? Mit großer Wahrscheinlichkeit kommt nun Insulin ins Spiel beziehungsweise die Insulintherapie wird noch einmal angepasst.

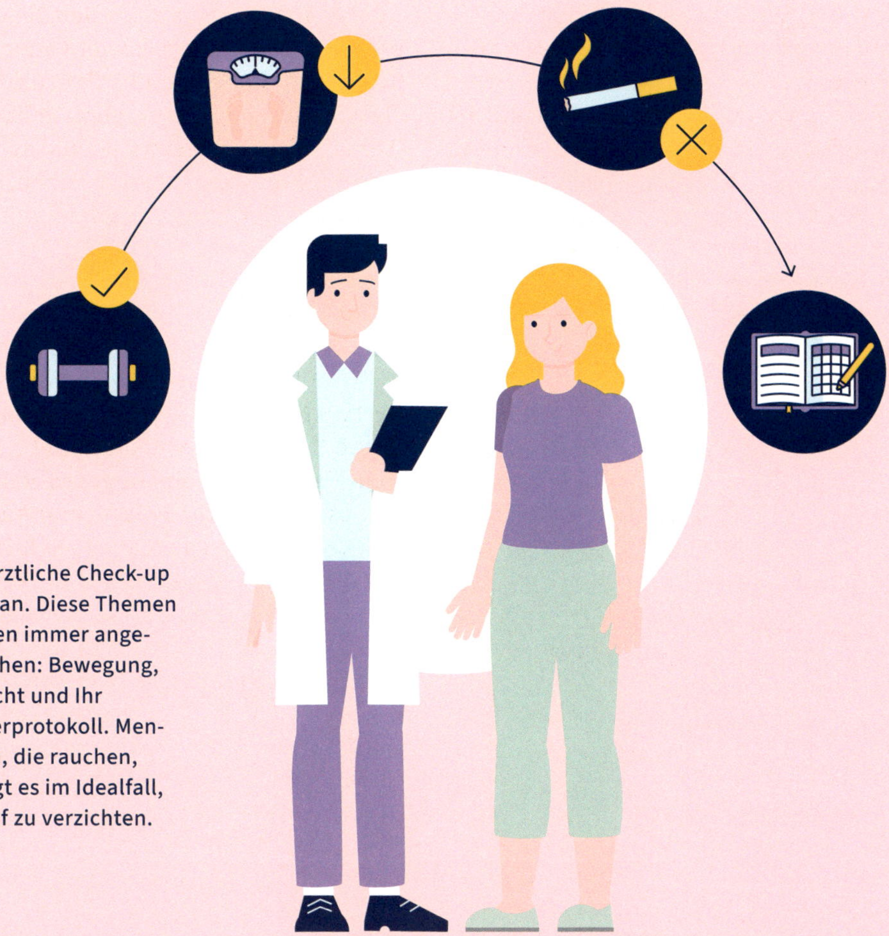

Der ärztliche Check-up steht an. Diese Themen werden immer angesprochen: Bewegung, Gewicht und Ihr Zuckerprotokoll. Menschen, die rauchen, gelingt es im Idealfall, darauf zu verzichten.

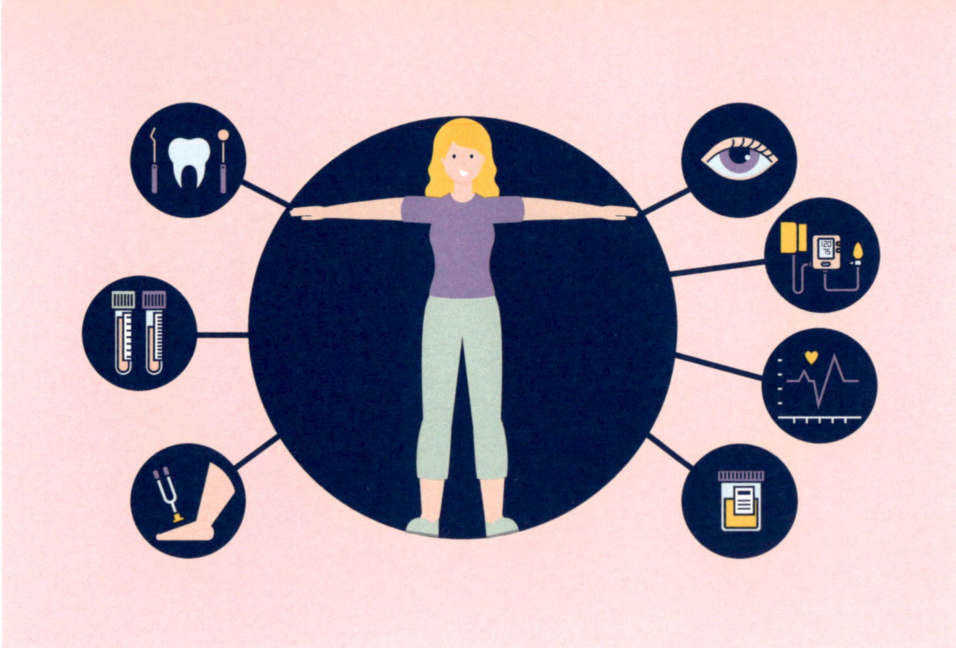

2 Welche Untersuchungen sind nun noch wichtig?

Beim Diabetes reicht es nicht, nur den Blutzucker im Blick zu behalten. Denn das verzuckerte Blut kann leider fast überall im Körper Schaden anrichten. Diabeteserkrankte haben zudem häufig ein geschwächtes Immunsystem und sind daher auch anfälliger für Infektionen. Zudem ist der Transport der Abwehrzellen zum Infektionsort unter anderem durch die gestörte Durchblutung und die trockene Schleimhaut behindert. Üblicherweise überprüfen Hausärztin oder Hausarzt regelmäßig die Nieren, in der Regel mittels eines Urintests und einer Blutprobe. Mit einem EKG fahndet man nach Hinweisen auf Durchblutungsstörungen des Herzens, mit der Blutdruckmessung nach einem erhöhten Blutdruck. Auch die Empfindlichkeit der Fußnerven wird gecheckt, zum Beispiel mit einer Stimmgabel. Bitte vereinbaren Sie auch zeitnah einen Termin in einer augenärztlichen Praxis. Der Grund: Oft waren die Blutzuckerwerte schon einige Jahre vor der Diagnose erhöht. Dann können bereits erste Schäden an der Netzhaut bestehen, die behandelt werden sollten. Auch ein Besuch beim Zahnarzt sollte auf Ihrem Zettel stehen. Denn Diabetes und Parodontitis, also Entzündungen des Zahnbetts, können sich gegenseitig verstärken.

3 Welche Schulungen gibt es für Menschen mit Diabetes?

Nach der Diagnose wurden Sie wahrscheinlich mit unzähligen medizinischen Fachbegriffen überschüttet und mit komplizierten Laborwerten konfrontiert, weshalb wir die Infos übersichtlich in einem Glossar (siehe Seite 119 ff.) und auf Seite 22 für Sie zusammengefasst haben. Gleichzeitig haben Sie bestimmt viele Fragen: „Darf ich ab sofort gar nichts Süßes mehr essen? Woran erkenne ich eine Unterzuckerung und wie oft muss ich eigentlich zu welchem Arzt?“ All diese Fragen beantworten spezielle Diabetesschulungen, die von Diabetesschwerpunktpraxen und Kliniken angeboten werden. Keine Sorge, die Schulungen sind praxisnah und interessant gegliedert und eine gute Möglichkeit, einen Kontakt zu anderen Betroffenen zu bekommen.

Zu den Kosten: Wenn Sie an einem Chroniker-Programm (s. Infokasten zu DMP weiter unten) teilnehmen, übernimmt die Krankenkasse die Kosten der Schulung. Es gibt unterschiedliche Kurse für Typ-2-Diabetiker, je nach Art der Therapie (Insulin oder Tabletten) und möglichen Begleiterkrankungen wie etwa Bluthochdruck.

Das bedeutet DMP

Wer unter einer chronischen Erkrankung wie Typ-2-Diabetes leidet, braucht eine engmaschige und dauerhafte ärztliche Betreuung. Dafür gibt es sogenannte Disease-Management-Programme (DMP), was übersetzt Chroniker-Programme bedeutet. Voraussetzung ist, dass Ihre Hausärztin oder Ihr Hausarzt das DMP anbieten und Sie sich für das Programm einschreiben. Die Teilnahme ist kostenlos, aber alles andere als nutzlos.

Denn damit garantieren Ärzte und Ärztinnen, sich regelmäßig im Bereich Typ-2-Diabetes weiterzubilden und entsprechend auf dem neuesten Wissensstand zu sein. Und Sie als Patient oder Patientin bekommen alle wichtigen Kontrolluntersuchungen und haben Anspruch auf bezahlte Diabetesschulungen.

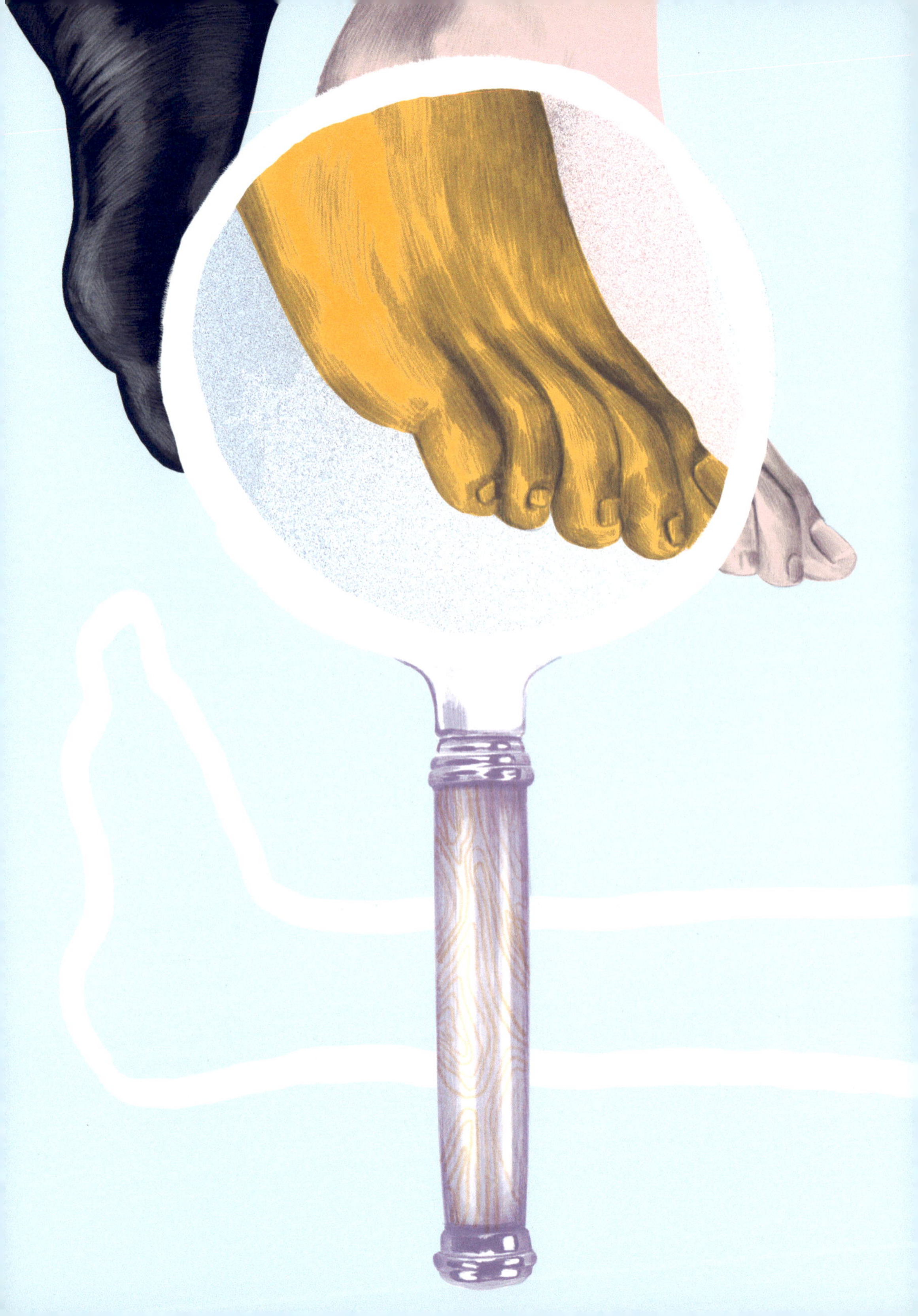

„Behalten Sie unbedingt Ihre Füße im Blick!"

Herr Dr. Rittig, wer die Diagnose Diabetes erhält, bekommt immer wieder den oben genannten Ratschlag zu hören. Warum eigentlich?

PD DR. KILIAN RITTIG: Ein dauerhaft erhöhter Blutzuckerspiegel kann alle Nerven und Blutgefäße im Körper schädigen. Die Gliedmaßen, also Arme und Beine, sind besonders gefährdet. Allen voran die Füße. Dort entwickelt sich häufig eine Neuropathie, also eine Erkrankung der Nerven, die fast immer mit Schmerzen, Missempfindungen oder Gefühllosigkeit verbunden ist. Das kann insbesondere an den Füßen dramatische Folgen haben.

Wieso und welche?

RITTIG: Bei Menschen mit Diabetes besteht hauptsächlich die Gefahr, dass sie durch Gefühlsstörungen kleine Verletzungen, etwa durch einen Stein im Schuh oder eine Druckstelle durch zu enge Schuhe, nicht bemerken. Weil zudem die Durchblutung gestört ist, heilt die Wunde nicht ab, sondern kann sich unbemerkt in die Tiefe vergrößern und sich mit Keimen infizieren. Das kann sich sehr schnell entwickeln, Knochen und Gewebe in Mitleidenschaft ziehen und ist ein Grund, weshalb in Deutschland jährlich Tausende Diabetiker – immer noch – amputiert werden müssen.

Zudem sind unsere Füße täglich enormen Belastungen ausgesetzt. Durch die Jahre und zu viele Kilos verändern sie sich mit den Jahren häufig: Das Fußgewölbe sinkt ab, was oft zu einem Senkfuß führt. Diese Fehlstellung verändert die Druckverhältnisse und kann zu Schwielen oder Blasen führen, die sich letztlich auch zu schweren oder nicht heilenden Wunden entwickeln können.

Und dann?

RITTIG: ... beginnt nicht selten ein großer Leidensdruck mit langen Behandlungen. Im schlimmsten Fall kann die Wunde eine Blutvergiftung verursachen, die die notfallmäßige Operation bis hin zur Amputation der betroffenen Region oder des gesamten Beines bedeutet. Und: Die Durchblutungsstörung der Beine – das ist die sogenannte periphere arterielle Verschlusskrankheit, pAVK – kann auch auf eine Erkrankung an anderen Stellen des Herz-Kreislauf-Systems hinweisen. 60 Prozent aller Diabeteserkrankten mit Fußbeschwerden haben nachweislich auch Probleme mit der Durchblutung des Herzmuskels. Seien Sie mit Ihren Füßen sehr achtsam und begeben Sie sich bei Problemen sofort in die Hände von Spezialisten. Entscheidend ist dann, die Durchblutung zu überprüfen und sie gegebenenfalls mit einem Kathetereingriff oder operativ wiederherzustellen, zum Beispiel mit einem Stent oder Bypass. Nur so ist eine Wundheilung überhaupt möglich und kann eine Amputation vermieden werden.

Das Allerwichtigste bei einer diabetesbegründeten Wunde am Fuß ist jedoch die konsequente Druckentlastung. Erfolgt sie nicht, steht es um die Heilung schlecht. Die Druckentlastung wird mit speziellen Schuhen bzw. Orthesen bewerkstelligt, die vom Patienten bis zum vollständigen Abheilen der Wunde getragen werden müssen. Geschieht das nicht, führt selbst eine erfolgreiche Wiederherstellung der Durchblutung meist nicht zum erfolgreichen Abheilen.

„Problemfüße" sollten also von speziell geschulten Fußpflegern – Podologen oder Podologinnen – gepflegt werden. Die Kosten werden von den Krankenkassen getragen.

Was ist aus Ihrer Sicht beim Thema Diabetes ein großes Problem?

RITTIG: Diabetes wird nach wie vor nicht ernst genug genommen. Wenn jemand erzählt: „Ich hatte einen Herzinfarkt", sind die Betroffenheit und die Sorge bei den Umstehenden groß. Die Diagnose Diabetes erntet oft nur ein Achselzucken und als Reaktion einen lapidaren Satz wie „Ein bisschen Zucker halt." Dieses Bild ist falsch und eine gefährliche Verharmlosung. Denn alle 20 Minuten stirbt ein Mensch an den Folgen eines Diabetes. 44 000 Schlaganfälle und 50 000 Amputationen gehen auf das Konto der Zuckerkrankheit. Und die Patientinnen und Patienten werden immer jünger! Hilfreich wäre, die Vorsorgeuntersuchungen anzupassen und allgemein den Blick auf Diabeteserkrankungen zu verändern.

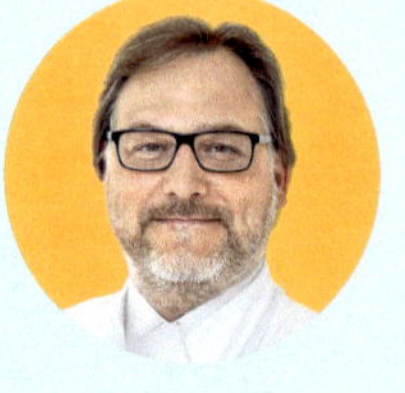

PD DR. KILIAN RITTIG,
Chefarzt, Klinik für Angiologie und Diabetologie, Klinikum Frankfurt, (Oder) und Vorstandsmitglied DDG

Die wichtigsten Fuß-Tipps von Dr. Rittig

1 Schauen Sie sich jeden Tag penibel Ihre Füße an. Hilfreich kann ein Handspiegel, eventuell mit Vergrößerungsglas, oder eine zweite Person für schwierige Stellen sein.

2 Leiden Sie unter Durchblutungsstörungen oder Neuropathie (siehe Glossar Seite 122), schneiden Sie bitte die Fußnägel nicht selbst und entfernen Sie nicht allein Hornhaut. So kann es zu Verletzungen kommen, die sich schnell entzünden. Die Pflege sollten Podologen übernehmen. Besteht eine medizinische Notwendigkeit, übernehmen die Krankenkassen die Kosten für die medizinische Fußpflege.

3 Cremen Sie Ihre Füße morgens und abends mit einer rückfettenden Creme ein, damit sich keine Risse bilden.

4 Gönnen Sie sich kurze, warme Fußbäder: Temperaturen bis maximal 35 Grad sind okay, solange Sie keine Wunden haben. Bitte mit Badethermometer überprüfen! Wichtig: Nur wenn Sie keine Verletzungen haben, sind Fußbäder erlaubt! Sonst quillt die Haut auf und damit öffnen sich oberflächliche Wunden, in die Keime noch tiefer eindringen können. Cremen Sie Ihre Füße im Anschluss ein.

5 Haben Sie schon Probleme durch eine Neuropathie? Dann nur noch spezielle Diabetikerschuhe kaufen. Diese Schuhe haben keine Klammern und die Nähte sind abgepolstert, um Verletzungen und Druckstellen zu vermeiden. Ihr Arzt oder Ihre Ärztin können Ihnen die Schuhe verschreiben. Die Kosten werden bis auf einen Eigenanteil von der Krankenkasse übernommen.

6 Das Motto beim Schuhkauf lautet: weit und weich. Deshalb am Abend kaufen und eine halbe Nummer größer. Aber nicht so groß, dass Sie keinen Halt haben und Ihr Fuß in dem Schuh scheuern könnte.

7 Vor dem Hineinschlüpfen immer prüfen, dass keine Steinchen in den Schuhen sind. Bei kleinsten Veränderungen am Fuß bitte sofort zum Arzt gehen, vor allem, wenn Durchblutungsstörungen und Neuropathie bekannt sind.

50 000

Das diabetische Fußsyndrom (DFS) ist eine der häufigsten Folge- und Begleiterkrankungen bei Diabetes. In Deutschland werden jährlich bis zu 50 000 Amputationen aufgrund eines DFS durchgeführt.

Quelle: Deutsche Diabetes Gesellschaft

4 Welche medikamentösen Therapien gibt es bei Diabetes?

Sinken die Blutzuckerwerte trotz einer Ernährungsumstellung und trotz mehr Bewegung nicht, stehen Menschen mit Typ-2-Diabetes heute verschiedene Medikamente zur Verfügung. Da es sich bei den meisten Arzneien um Tabletten handelt, die geschluckt werden, werden diese als orale Antidiabetika bezeichnet. Wir stellen Ihnen die gängigsten Mittel vor, ihre Wirkweise und Vorteile, aber auch ihre möglichen Nebenwirkungen:

Metformin

Dieser Wirkstoff ist der „Klassiker" unter den Diabetesmedikamenten. Die Einnahme erfolgt ein- bis dreimal täglich als Tablette nach dem Essen.
Es bewirkt, dass weniger Zucker aus dem Darm ins Blut gelangt, und hemmt die Zuckerfreisetzung aus der Leber. Zudem werden die Zellen wieder insulinempfindlicher.

Vorteile: Aufgrund des langen Einsatzes ist die Wirkweise von Metformin gut bekannt und es lässt sich zudem gut mit anderen Blutzuckersenkern kombinieren. Es führt allein weder zu einer Unterzuckerung noch zu einer Gewichtszunahme. Dies kann aber in Kombination mit Insulin oder Sulfonylharnstoff-Präparaten passieren: Beide Medikamente erhöhen den Insulinspiegel und begünstigen dadurch den Fettaufbau. Beide können außerdem zu Unterzuckerungen führen.

Mögliche Nebenwirkungen: Zu Therapiebeginn können relativ häufig Magen-Darm-Beschwerden in Form von Blähungen oder Durchfall auftreten. Daher wird die Dosis langsam erhöht, damit sich der Körper daran gewöhnen kann.

GLP-1-Analoga (oder GLP-1-Rezeptoragonisten)

Die Wirkstoffe Dulaglutid, Exenatid, Liraglutid oder Semaglutid werden (je nach Mittel) ein- oder zweimal täglich bzw. einmal wöchentlich wie Insulin mit einem Pen unter die Haut gespritzt.
GLP-1-Analoga ahmen die Wirkung des Darmhormons GLP 1 nach. Es regt die Bauchspeicheldrüse nach dem Essen an, Insulin zu produzieren.

Vorteile: Die Medikamente senken nicht nur den Blutzucker, sie steigern auch das Sättigungsgefühl und dämpfen den Hunger. So fällt das Abnehmen oft leichter. Dennoch sind GLP-1-Analoge dadurch kein Freifahrtschein zur zügellosen Schlemmerei. Eine gesunde, ausgewogene Ernährung bleibt das A und O. Parallel haben sie eine herzschützende Wirkung und verursachen keine Unterzuckerung.

Mögliche Nebenwirkungen: Zu Anfang kämpfen Betroffene nicht selten mit Übelkeit, Erbrechen oder Durchfall. Diese Beschwerden geben sich jedoch in der Regel nach wenigen Wochen.

Gliptine (DPP-4-Hemmer)

Die Wirkstoffe Saxagliptin, Sitagliptin und Vildagliptin werden je nach Präparat ein- bis zweimal täglich unabhängig von Mahlzeiten als Tablette eingenommen. Sie verzögern den Abbau des Darmhormons GLP 1: Dadurch sinkt der Blutzuckerspiegel nach dem Essen.

Vorteile: Bietet sich gut als Ergänzungsmittel zu Metformin an, wenn dies allein nicht ausreichend wirkt. Sind besser verträglich als Sulfonylharnstoffe und führen nicht zu einer Unterzuckerung.

Mögliche Nebenwirkungen: Patienten berichten gelegentlich von leichten Kopfschmerzen oder Magen-Darm-Problemen. Bei schwerer Nieren- oder Leberschwäche können Gliptine nicht verordnet werden.

SGLT-2-Hemmer (Gliflozine)

Die Wirkstoffe Dapagliflozin, Empagliflozin, Ertugliflozin werden einmal täglich als Tablette geschluckt – unabhängig von den Mahlzeiten. SGLT-2-Hemmer fördern die Ausscheidung von Zucker mit dem Urin.

Vorteile: Gliflozine senken neben dem Blutzucker auch den Blutdruck, weil sie auch einen harntreibenden Effekt haben. Das senkt das Schlaganfall- und Herzinfarkt-Risiko. Außerdem helfen diese Medikamente beim Abbau von Übergewicht und führen nicht zu einer Unterzuckerung.

Mögliche Nebenwirkungen: Der vermehrte Harndrang kann vor allem in der Nacht lästig sein oder auch eine Blasenschwäche verstärken. Dennoch sollten Betroffene nicht weniger trinken! Bei Frauen können ein Scheidenpilz, bei Männern Infektionen im Genitalbereich auftreten. Die Wirkstoffe sind u.a. bei schweren Nieren- oder Leberleiden ungeeignet (es gibt weitere Anwendungsbeschränkungen).

Sulfonylharnstoffe

Wegen ihrer Nebenwirkungen werden diese Medikamente mittlerweile von vielen Fachleuten sehr kritisch gesehen. Wirkstoffe dieser Gruppe (Glibenclamid, Gliclazid, Glimepirid, Gliquidon) regen die Bauchspeicheldrüse an, Insulin auszuschütten. Und zwar rasch nach der Einnahme der Tablette. Das kann zwei Nachteile haben: Isst man nicht zeitnah oder nimmt versehentlich eine Tablette zu viel, droht schwere Unterzuckerung. Zudem steigern die Mittel das Gewicht, weil Insulin als „Masthormon“ den Aufbau von Fettgewebe fördert.

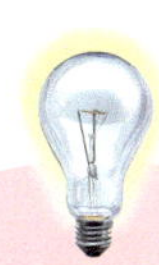

Gut zu wissen

Auch wenn Sie Medikamente einnehmen, bleibt ein gesunder Lebensstil mit einer ausgewogenen Ernährung und viel Bewegung das Fundament!

5 Wann kommt Insulin ins Spiel?

Eine Insulintherapie kommt unter bestimmten Voraussetzungen infrage:

- Die Blutzuckerwerte sind sehr hoch.
- Die Zuckerwerte bleiben trotz Ernährungsumstellung, mehr Bewegung und Diabetesmedikamenten sehr hoch.
- Die Erkrankungsdauer ist bereits sehr lang, weil etwa der Diabetes spät diagnostiziert wurde. Dann produziert die Bauchspeicheldrüse unter Umständen nicht mehr ausreichend oder gar kein Insulin mehr.
- Dazu kommt, dass wir mit den Jahren altern, auch unsere Organe – und damit die Bauchspeicheldrüse. Es kann also notwendig sein, zusätzlich Insulin zu spritzen. Häufig genügt es aber, zusätzlich zu den Tabletten einmal täglich ein lang wirkendes Insulin zu spritzen.

Smart-Insulin

Weltweit tüfteln Forscher an intelligenten Blutzuckersenkern. Das Ziel: ein sogenanntes Smart-Insulin, das lediglich einmal pro Woche gespritzt wird und eigenständig den Insulinspiegel reguliert. So sollen Unterzuckerungen und zu hohe Werte verhindert werden.

6 Wie oft und wann muss man spritzen?

Das ist individuell unterschiedlich und hängt von der Blutzuckersituation ab, aber auch von der Wahl des Insulins. Unter Umständen genügt eine Injektion mit einem langsam und lang wirkenden Insulin pro Tag. Nach einer umfassenden Beratung händigt Ihnen Ihre Ärztin oder Ihr Arzt ein genaues auf Sie abgestimmtes Behandlungsschema schriftlich aus. Die Patienten werden in aller Regel in eine Schulung geschickt, wo sie das Spritzen lernen. Und sie bekommen vom Arzt aufgeschrieben, wann sie welche Dosis Insulin spritzen sollen – solange sie nicht eine intensivierte kontrollierte Insulintherapie machen müssen (ICT), bei der der Patient die Dosis selbst ermittelt.

7 Gibt es unterschiedlich wirkende Insuline?

Ja, es gibt zwei Varianten, die schnell und kurz wirkenden Normal- und Turbo-Insuline und langsam, lang wirkendes Insulin. Zur ersten Variante gehört das Normalinsulin (auch Humaninsulin genannt). Es wirkt nach 20 bis 30 Minuten und etwa fünf bis sechs Stunden lang. Hinzu kommen auch sehr schnell und/oder kurz wirkende Turbo-Insuline, die schon nach zehn bis 20 Minuten wirken, aber nur für drei bis vier Stunden. Schnell wirkende Insuline werden in erster Linie eingesetzt, um einen erhöhten Blutzucker rasch zu korrigieren. Oder um einen sprunghaften Anstieg nach dem Essen zu verhindern. Daher sollten sie – je nach ärztlicher Empfehlung – kurz vor oder nach den Mahlzeiten in den Bauch gespritzt werden. Von dort gelangt das Insulin schneller ins Blut.

Zur zweiten Variante gehören sogenannte Verzögerungs- oder Basalinsuline. Sie decken den Grundbedarf des Körpers an Insulin und können bis zu 42 Stunden wirken, üblicher sind bis zu 24 Stunden. Langsam, lang wirkende Insuline sollen verhindern, dass der Blutzucker nachts zu stark steigt. Sie werden meist in den Oberschenkel injiziert, weil sie dort langsamer aufgenommen werden.

8 Ist das Insulinspritzen schmerzhaft?

Insulinnadeln sind hauchdünn und sehr kurz. Sie spüren kaum etwas von dem Einstich. Außerdem injizieren Sie das Insulin in den Bauch oder Oberschenkel. Dort sind viel weniger schmerzempfindliche Nerven als zum Beispiel in den Fingerspitzen. Besuchen Sie vor einer Insulintherapie unbedingt eine Schulung: Sie werden in diabetologischen Praxen und in Kliniken angeboten. Es gibt sie sowohl für Typ-2-Diabetiker, die mit Tabletten behandelt werden, als auch für insulinpflichtige Menschen mit Diabetes. Erkundigen Sie sich vorher über die Kosten und eine mögliche Übernahme durch die Krankenkasse. Wenn Sie sich bei Ihrer Hausärztin oder bei Ihrem Hausarzt in ein Chroniker-Programm (DMP) aufnehmen lassen (siehe Seite 53), zahlt die Kasse üblicherweise die Kosten.

Nützliche Infos rund um Insulin

Warum Sie besser die Nadeln wechseln, Ihren Insulinvorrat immer kühl lagern sollten und welche Spritzorte es für unterschiedliche Insuline gibt:

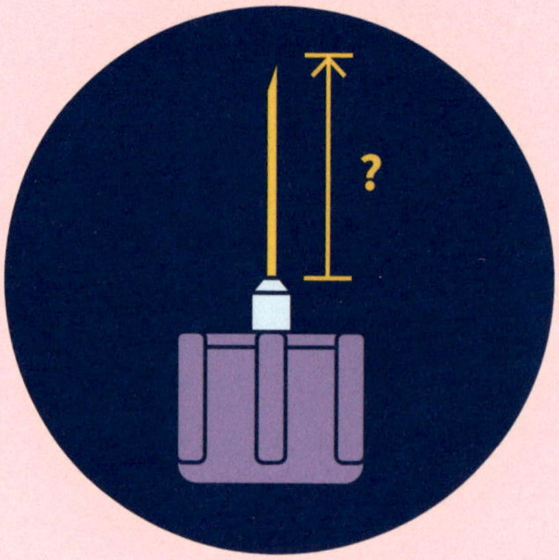

NADELLÄNGE

Die Nadeln („Kanülen") für den Pen gibt es in verschiedenen Längen. Meist reicht eine sehr kurze Nadel. Besprechen Sie am besten mit dem Arzt oder der Diabetesberaterin in der Schulung, welche Nadellänge für Sie geeignet ist. Die Diabetesberaterin sagt Ihnen auch, ob Sie zum Einstechen eine Hautfalte bilden sollten oder darauf verzichten können.

KÜHL LAGERN

Der Insulinvorrat muss bei 2 bis 8 °C gelagert werden, etwa im Fach in der Kühlschrank-Tür. Insulin darf nicht gefrieren, sonst verliert es seine Wirkung. Insulin, das schon im Pen ist, muss nicht gekühlt, aber vor Hitze und Sonne geschützt werden. Wenn Sie eine neue Patrone brauchen, nehmen Sie sie rechtzeitig aus dem Kühlschrank. Kaltes Insulin kann beim Spritzen brennen.

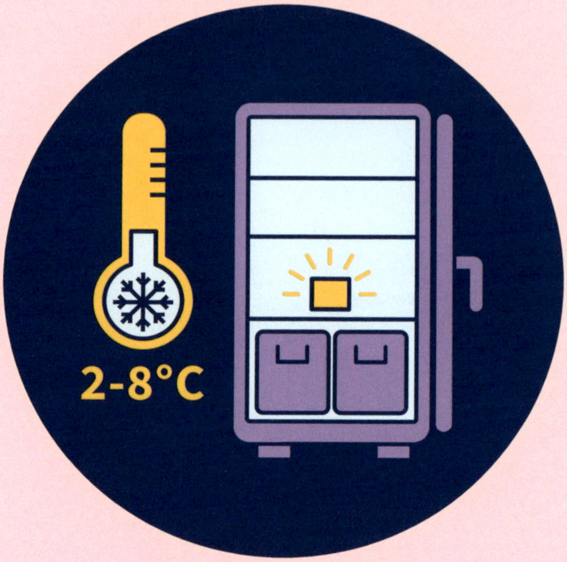

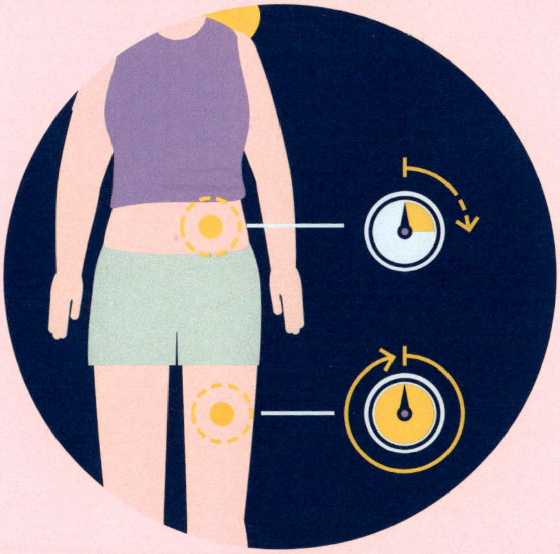

SPRITZSTELLEN

Lang wirkendes Insulin spritzt man am besten in den Oberschenkel, kurz wirkendes in den Bauch (dort gelangt es schneller ins Blut). Wichtig ist, zwei Fingerbreit Abstand zur letzten Einstichstelle zu halten. Das verhindert Gewebeverhärtungen, die die Aufnahme von Insulin verschlechtern.

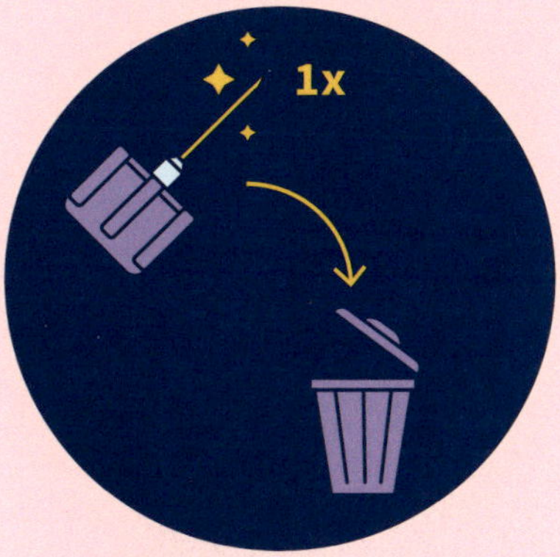

PENS

Benutzen Sie für verschiedene Insuline Pens in unterschiedlichen Farben. So verwechseln Sie die Insuline nicht.

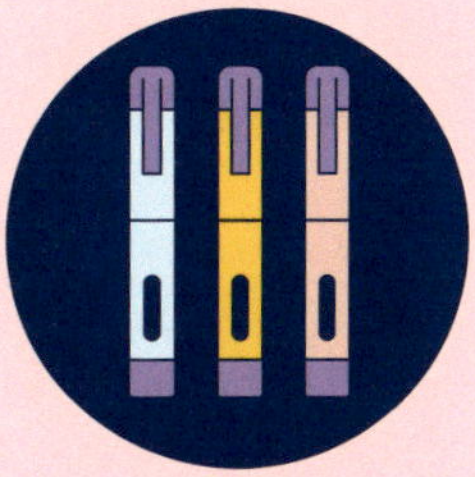

NADELWECHSEL

Idealerweise verwenden Sie jedes Mal eine neue Nadel. Werden Nadeln mehrfach verwendet, kann das Verhärtungen im Gewebe verursachen (sogenannte Spritzhügel). Das Insulin gelangt dann nicht mehr richtig ins Blut.

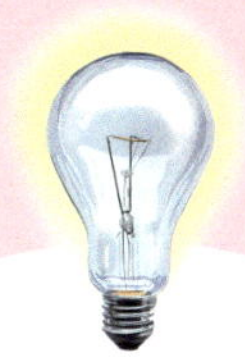

Gut zu wissen

Bis in die 1980er Jahre wurde Insulin aus den Bauchspeicheldrüsen von Schweinen und Rindern gewonnen. Heute wird das Insulin mithilfe von Bakterien gentechnisch hergestellt.

9 Was ist eine Unterzuckerung?

Eine Unterzuckerung, auch Hypoglykämie genannt, ist eine akute Gefahr, wenn der Blutzucker etwa unter 70 mg/dl (3,9 mmol/l) sinkt und bestimmte Warnzeichen auftreten (mögliche Symptome siehe rechts, Frage 11). Davon betroffen sind vor allem Erkrankte, die mit Insulin, Sulfonylharnstoffen (siehe Seite 59) oder Arzneimitteln mit ähnlichem Wirkmechanismus behandelt werden. Andere Diabetesmedikamente lösen in der Regel keine Unterzuckerung aus.

10 Was sind die Ursachen einer Unterzuckerung und was ist dann zu tun?

Für eine Unterzuckerung kann es viele Gründe geben. Oft wird sie ausgelöst, weil man versehentlich zu viel Insulin gespritzt oder zu viele Tabletten geschluckt hat (das kann übrigens nur bei Sulfonylharnstoffen passieren). Oder man hat nach der Medikamenteneinnahme vergessen, etwas zu essen. Oder zwischen der Einnahme und der Mahlzeit lag zu viel Zeit oder das Essen enthielt zu wenig Kohlenhydrate. Auch dies betrifft nur Menschen, die Insulin spritzen oder Sulfonylharnstoffe einnehmen.

Eine Unterzuckerung kann aber auch durch Sport begünstigt werden, vor allem, wenn Insulin gespritzt wird oder Diabetestabletten aus der Gruppe der Sulfonylharnstoffe oder Glinide eingenommen werden. Alkohol kann ebenfalls zur Unterzuckerung führen. Denn baut die Leber Alkohol ab, kann sie nicht mehr genügend Zucker produzieren und ins Blut ausschütten, um den Blutzucker bei einer Unterzuckerung zu steigern. Wer Gewicht verliert, muss auch die Insulin- bzw. Tablettendosis in Absprache mit Arzt oder Ärztin anpassen.Wenn der Wert nur leicht erniedrigt ist, reicht es oft aus, rasch einen Apfel oder ein Stück Brot zu essen. Ansonsten sollten Sie sofort ein bis drei Plättchen Traubenzucker oder ein Glas Limo (keine Diät-Limo) oder Saft zu sich nehmen. Alternativ gibt es in der Apotheke Traubenzucker-Gel in der Tube, das schnell und leicht zu schlucken ist. Wichtig: Schokolade eignet sich nicht als Notlösung, da ihr hoher Fettgehalt die Blutzuckeraufnahme verzögert.

11 Wie äußert sich eine Unterzuckerung?

Die Symptome sind bei jedem etwas anders. Von häufig bis selten:

- Allgemeine Schwäche
- Heißhunger
- Herzklopfen
- Schweißausbruch
- Zittern
- Blasses Gesicht
- Konzentrationsschwäche
- Kopfschmerzen
- Sprach- oder Sehstörungen
- Verwirrtheit
- Aggressives Verhalten
- Bewusstlosigkeit und Krämpfe

Gut zu wissen

Nichts einflößen!
Ist eine Diabetikerin oder ein Diabetiker durch eine Unterzuckerung bewusstlos, bitte auf keinen Fall versuchen, Essen oder Getränke einzuflößen. Dadurch kann es zu schweren Atemproblemen durchs Verschlucken kommen. Besser sofort den Notarzt unter 112 rufen!

12 Darf ich mit Diabetes weiter Auto fahren?

Natürlich! Doch jeder Diabetiker sollte im Vorfeld das Thema Autofahren mit dem Arzt oder der Ärztin besprechen. Erkrankte, die insulinpflichtig sind beziehungsweise bestimmte blutzuckersenkende Tabletten (vor allem Sulfonylharnstoffe, siehe Seite 59) einnehmen, sollten ihre Zuckerwerte noch disziplinierter kontrollieren. Denn wenn der Zucker zu tief sinkt, arbeitet das Gehirn langsamer und die Reaktionsfähigkeit lässt nach. Schlimmstenfalls wird man sogar plötzlich bewusstlos, was im Straßenverkehr katastrophale Folgen haben kann. Wer an Folgeerkrankungen durch den Diabetes leidet, zum Beispiel an Sehstörungen oder Nervenschäden in den Füßen, die das Gefühl für die Pedale beeinträchtigen, sollte mit seinem Arzt besprechen, ob er noch Auto fahren darf.

Insulin richtig spritzen

Insulin zu spritzen ist einfach, wenn man ein paar Punkte beachtet. Hier die wichtigsten sechs Schritte:

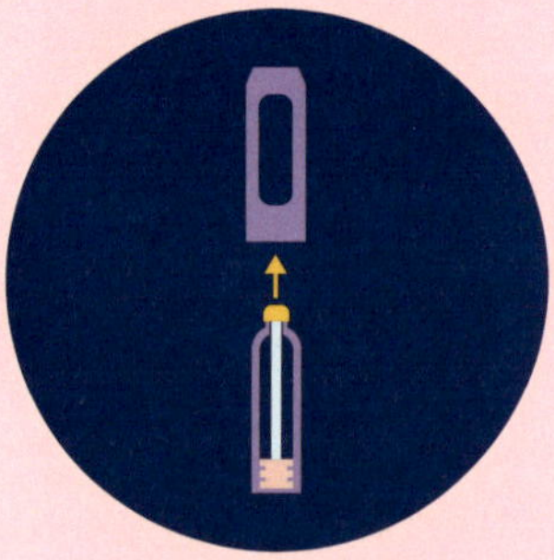

1

PATRONE EINSETZEN

Penkappe abnehmen und Patronenhalter abschrauben. Leere Patrone entnehmen (wenn nötig, die Gewindestange zurückdrehen). Neue Patrone einsetzen und Patronenhalter aufschrauben, bis ein Klick zu hören oder zu spüren ist.

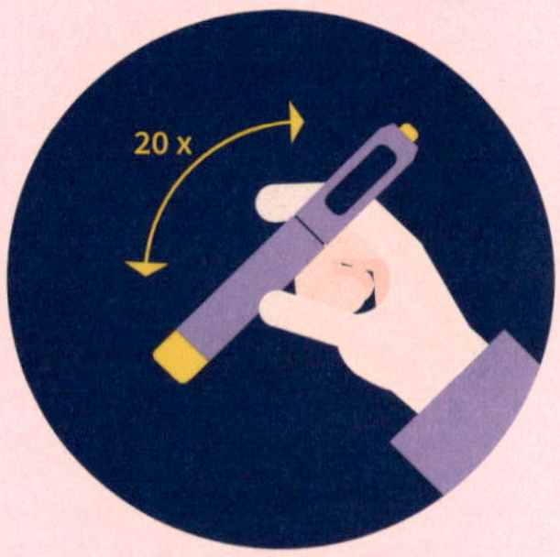

2

WENN NÖTIG: MISCHEN

Dies ist nur bei Mischinsulinen notwendig, die auch Kombinationsinsuline genannt werden. Sie vereinen Insuline mit unterschiedlicher Wirkungsdauer, also kurz und lang wirkendes Insulin. Den Pen 20-mal mit langsamen Armbewegungen auf und ab schwenken, bis das Insulin durchmischt und gleichmäßig trüb ist. Bitte nicht kräftig schütteln.

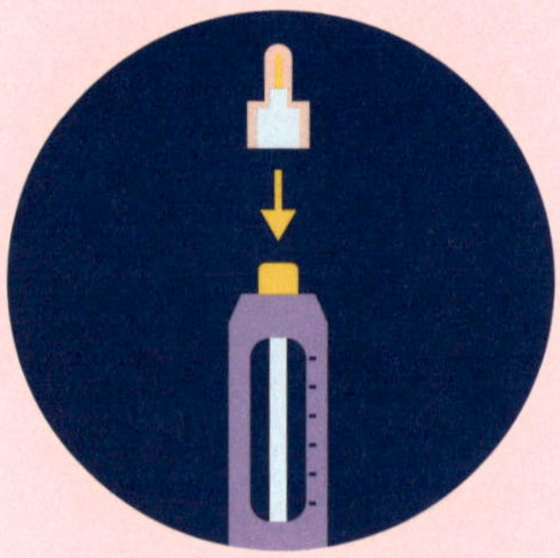

3

NADEL AUFSETZEN

Schutzfolie abziehen. Nadel gerade auf den Patronenhalter aufsetzen und, wenn nötig, festschrauben. Äußere und innere Schutzkappe abnehmen. Tipp: Die Nadel nach jeder Injektion wechseln, so beugen Sie Gewebsschäden vor.

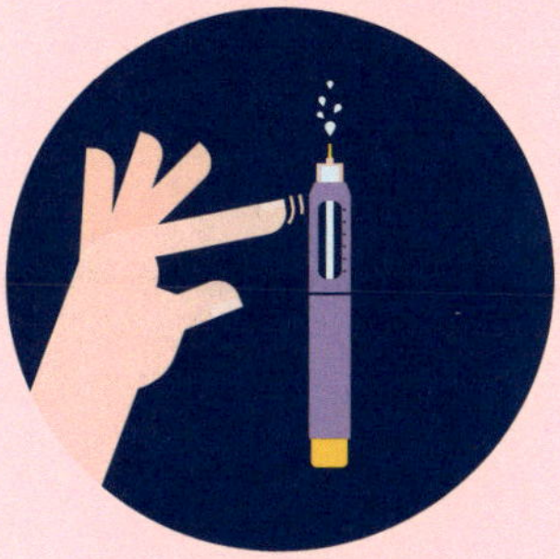

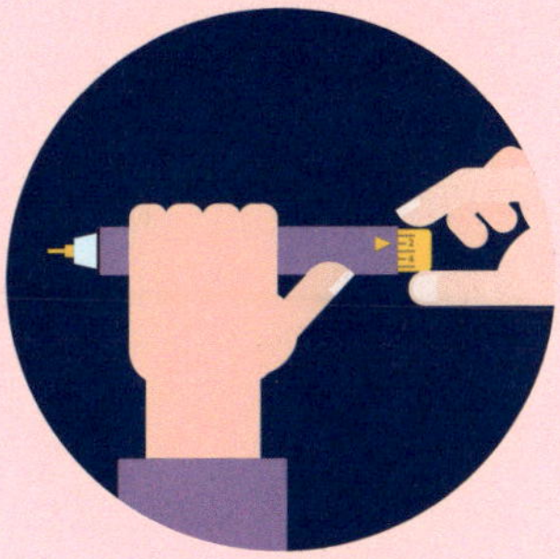

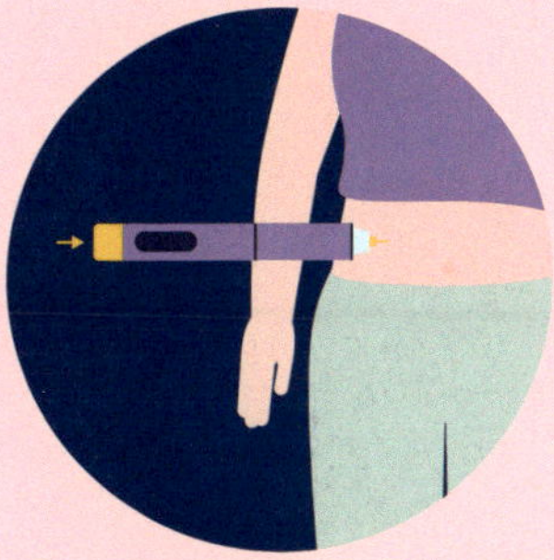

4

FUNKTION PRÜFEN

Pen senkrecht mit der Nadel nach oben halten. Mit dem Finger leicht an den Patronenhalter klopfen, damit Luftblasen nach oben steigen können. Zwei Einheiten Insulin in die Luft abgeben. Wenn nötig, wiederholen, bis aus der Nadelspitze Insulin austritt.

5

DOSIS EINSTELLEN

Mit dem Dosierknopf die Insulindosis wählen. Tipp: Bei den meisten Pens kann eine versehentlich falsch eingestellte Dosis korrigiert werden. Ist das nicht möglich: falsch eingestellte Insulindosis in die Luft abgeben und neu einstellen.

6

SPRITZEN

Nadel senkrecht einstechen, dann den Dosierknopf langsam bis zum Anschlag drücken. Zehn Sekunden mit gedrücktem Knopf warten und herausziehen. So läuft kein Insulin zurück.
Tipp: Fragen Sie Ihren Arzt oder Ihre Ärztin, ob Sie zum Spritzen eine Hautfalte bilden sollen.

13 Worauf sollten Autofahrer und Autofahrerinnen außerdem achten?

- Messen Sie vor Fahrtbeginn den Blutzucker und notieren Sie den Wert in Ihrem Diabetestagebuch. So können Sie, wenn ein Unfall passiert, nachweisen, dass Sie nicht leichtsinnig mit einem zu tiefen Zuckerwert losgefahren sind.
- Vor Fahrtbeginn sollte der Blutzucker über 90 mg/dl (5 mmol/l) liegen. Wenn er tiefer ist, müssen Sie ihn erst erhöhen: etwa mit zwei Täfelchen Traubenzucker, einem Glas Fruchtsaft oder Limonade (keine Diät- oder Light-Limo ohne Zucker!). Fahren Sie erst los, wenn Ihr Blutzuckerwert gestiegen ist.
- Halten Sie im Auto Traubenzucker bereit. Empfehlenswert: Traubenzucker-Gel aus der Apotheke. Es lässt sich einfacher handhaben.
- Bei längeren Fahrten mindestens alle zwei bis drei Stunden den Blutzucker kontrollieren.
- Fahren Sie bei den geringsten Anzeichen einer Unterzuckerung rechts ran! Nehmen Sie Traubenzucker, bevor Sie Ihren Wert kontrollieren. Denn manchmal sinkt der Zucker so schnell, dass man die Kontrolle über seine Handlungen verliert. Fahren Sie auch erst dann weiter, wenn es Ihnen besser geht und der Blutzucker wieder im richtigen Bereich ist. Diesen sollten Sie mit Ihrem behandelnden Arzt abstimmen. In der Regel sollte der Wert bei über 90 mg/dl (5 mmol/l) liegen.

14 Worauf sollte ich im Restaurant achten?

Beim Essen und im Restaurant müssen in erster Linie insulinpflichtige Menschen ein paar Dinge beachten. Etwa, dass zwischen der Insulininjektion und dem Servieren der Gerichte nicht allzu viel Zeit vergeht. Der Grund: Längere Wartezeiten könnten zu einer Unterzuckerung führen (siehe Seite 64).

15 Kann ich mit Diabetes noch in den Urlaub fahren?

Auf jeden Fall. Es bedarf lediglich etwas mehr Planung. Auf Reisen und im Urlaub weichen wir oft von unseren Gewohnheiten ab. Wir schlafen länger, bewegen uns vielleicht weniger und gönnen uns die eine oder andere „Ess-Sünde". Das kann den Blutzucker verändern. Auch kulinarische Experimente mit landestypischen Speisen, die Sie sich übrigens nicht verkneifen sollten, können zu Schwankungen führen. Daher häufiger den Blutzucker messen als sonst.

Bei Fernreisen ist durch die Zeitverschiebung zudem unter Umständen eine Dosieranpassung notwendig. Ihre Ärztin oder Ihr Arzt kann Sie dazu individuell beraten. Nehmen Sie für alle Eventualitäten die doppelte Menge Medikamente und Teststreifen mit und zur Sicherheit ein Rezept. Ein Tipp noch für Insulinpflichtige: Decken Sie sich zur Sicherheit mit Einmalspritzen ein, falls Pen oder Pumpe kaputtgehen. Ihr Diabetikerausweis sollte wie immer in Griffweite sein wie auch alle notwendigen Diabetesutensilien: im Flugzeug also ins Handgepäck (im Frachtraum kann die Temperaturregelung ausfallen, das Insulin gefrieren und dadurch seine Wirkung verlieren)! Eine Bestätigung Ihrer Behandlung sowie eine Auflistung des Zubehörs – am besten in der Landessprache – sorgen für einen reibungslosen Ablauf in der Sicherheitskontrolle und können Missverständnisse ausräumen. Recherchieren Sie vorher die Notfall-Telefonnummern vor Ort.

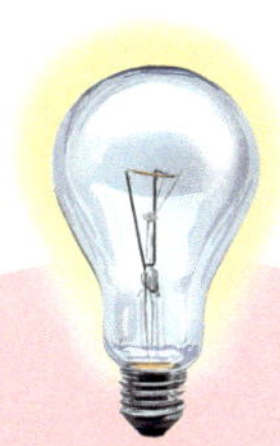

Gut zu wissen

Insulin, das schon im Pen ist, muss nicht gekühlt, aber vor Hitze und Sonne geschützt werden. Für den Transport eignen sich ansonsten kleine Kühltaschen oder Thermobehälter.

DIABETES-QUIZ

Alles verstanden?

Arztbesuche stehen nun öfter auf Ihrer Agenda. Wissen Sie warum? Testen Sie Ihr Wissen

1 Wie oft sollten Diabetiker zum Arzt?

Eine Antwort ist richtig:

ⓐ Einmal pro Jahr reicht.
ⓑ Solange nichts wehtut, ist alles in Ordnung.
ⓒ Etwa alle drei bis sechs Monate oder wie mit dem Arzt vereinbart.

2 Zu viel Zucker im Blut ist nicht gut für das/die ...

Mehrere Antworten sind richtig:

ⓐ Herz
ⓑ Gehirn
ⓒ Nieren
ⓓ Augen

DIE AUFLÖSUNG

Stimmen Ihre Ergebnisse? Lesen Sie nach.

1 Richtig: ⓒ

Um Folgeerkrankungen vorzubeugen, sollte der Arzt alle drei bis sechs Monate wichtige Werte kontrollieren, etwa den Blutdruck, den Blutzucker-Langzeitwert (HbA1c) und die Nierenwerte. EKG und Tests der Nervengesundheit sind mindestens jährlich fällig, ebenso der Check beim Augenarzt.

2 Richtig: ⓐ **bis** ⓓ

Diabetes kann zu zahlreichen Folgekrankheiten führen. Sie entstehen, weil ein über lange Zeit erhöhter Zuckerspiegel Blutgefäße und Nerven schädigt. Betroffen können fast alle Organe sein, etwa Augen, Herz, Magen, Gehirn und Nieren. Deshalb sind eine frühe Diagnose und gute Behandlung so wichtig.

Notizen

Gesundheit ist der größte Reichtum, Liebe der kostbarste Schatz und Lachen die beste Medizin

VERFASSER UNBEKANNT

4

Therapeut Ich

So können Sie sich selbst helfen

Dem Diabetes sind Sie nicht hilflos ausgeliefert. Bei kaum einer anderen Krankheit können Sie den Verlauf selbst so positiv beeinflussen wie bei Typ-2-Diabetes. Um Ihre Zuckerwerte dauerhaft zu verbessern, brauchen Sie etwas Disziplin und Geduld. Das nötige Know-how vermittelt Ihnen dieses Kapitel.

1 Gute Ernährung ist (fast) alles: Was darf ich ab jetzt essen?

Keine Sorge: Eine Diabetesdiät gibt es nicht. Sie dürfen sich genauso ernähren wie ein Mensch ohne Diabetes. Mit einigen Nahrungsmitteln allerdings sollten Sie trotzdem zurückhaltend sein.

Das gilt übrigens nicht nur, wenn Sie bereits die Diagnose Diabetes bekommen haben, sondern das gilt für alle Menschen, die ihrer Gesundheit etwas Gutes tun wollen und Gewichtsprobleme haben oder vermeiden wollen. Zu den Lebensmitteln, die Sie mit Vorsicht und Bedacht wählen sollten, zählen in erster Linie: Zucker, stark verarbeitete Kohlenhydrate wie etwa Kuchen, Gebäck und Brot aus Weißmehl sowie Fertigprodukte aller Art. Gerade bei den Fertigprodukten ist so gut wie immer Zucker zugesetzt.

Deshalb lautet hier die Devise: Selbst kochen und immer frische Zutaten benutzen! Mehr Infos dazu finden Sie ab Seite 76. Die Übersicht „Die 7 goldenen Ernährungsregeln“ (Seite 79) gibt Ihnen eine einfache Orientierung im Alltag.

2 Sollte ich ab jetzt lieber Rohrzucker oder Honig benutzen?

Nein. Egal, ob brauner Zucker, Honig, Agavendicksaft oder Ahornsirup: Das alles ist einfach nur Zucker! Alle Sorten treiben sowohl Ihren Blutzucker- als auch Insulinspiegel in die Höhe. Die Lösung ist, so wenig Zucker wie möglich zu essen. Entwöhnen Sie sich davon Schritt für Schritt, dann werden Sie auch etwas Verblüffendes feststellen: Ihre Geschmacksnerven werden wieder sensibler, Ihre Zuckerlust nimmt ab und Sie werden Süßigkeiten mit der Zeit als unangenehm „überzuckert“ empfinden.

Gut zu wissen

„Natürliche“ Süße ist nicht gesünder!
Süße aus Agavendicksaft, Honig oder Ahornsirup ist keineswegs „besserer“ Zucker! Die Auswirkungen auf den Stoffwechsel sind ebenso nachteilig wie bei Haushaltszucker oder Fruchtsäften.

3 Was ist eine Broteinheit?

Menschen mit Typ-2-Diabetes, die nicht insulinpflichtig sind, müssen sich um Broteinheiten nicht kümmern. Nur wer sein Insulin berechnen muss, berechnet auch die Kohlenhydrate. Die Maßeinheit BE wurde eingeführt, damit die Betroffenen den Kohlenhydrat-Anteil in ihren Mahlzeiten besser kalkulieren und planen können.
Eine Broteinheit (BE) steht für 12 Gramm Kohlenhydrate und entspricht etwa einer halben Scheibe Roggen- oder Weizenmischbrot, einem Apfel oder einer mittleren Orange. In den neuen Bundesländern ist eher der Begriff Kohlenhydrateinheiten (KHE oder KE) mit 10 Gramm bekannt.

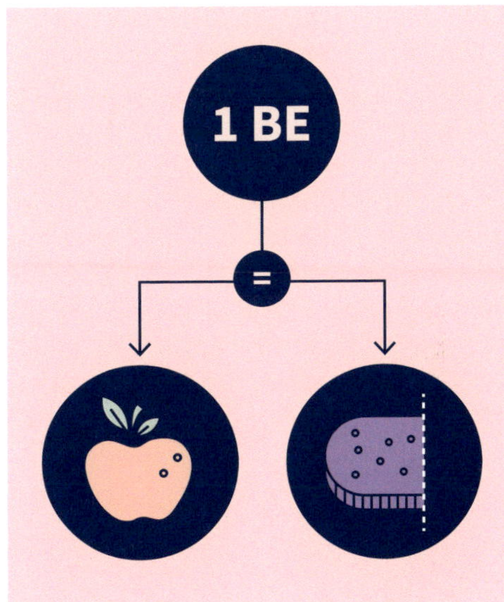

4 Warum gibt es keine Diabetiker-Lebensmittel mehr?

Früher prangte auf speziellen Produkten die Bezeichnung „Für Diabetiker geeignet". Diese Lebensmittel gibt es nicht mehr, und zwar aus guten Gründen. Die überteuerten Kekse, Schokoladen und Getränke verführten viele Menschen mit Diabetes dazu, mehr davon zu essen und zu trinken, als sie es mit vergleichbaren Waren getan hätten. Zudem hat sich herausgestellt, dass Fruchtzucker, der lange als guter Ersatz für Zucker galt, sogar schlechter verstoffwechselt wird und eine Fettleber (siehe dazu Seite 19) begünstigt. Zudem deuten Studien an, dass auch Zuckerersatzstoffe mehr schaden als nützen.

5 Wie stelle ich meine Ernährung optimal um?

Wie Sie genussvoll und gesund essen, dabei schlanker werden, ohne zu hungern, und daneben auch noch Ihre Blutzuckerwerte verbessern: Das alles erfahren Sie anhand der folgenden sieben Regeln – mit wertvollen Tipps.

Kochen Sie so oft wie möglich selbst!

Ob Fertigsoße, Dosenravioli oder Tiefkühlpizza: Fertiglebensmittel machen einem das Leben zwar leicht. Aber leider sind sie meist auch echte Dickmacher.
Einer der Gründe dafür: Fertiglebensmittel enthalten in der Regel viel Zucker. Und zwar so, dass man es auf den ersten Blick gar nicht bemerkt! Denn in der Zutatenliste verbirgt sich der Zucker hinter unzähligen verschiedenen Bezeichnungen wie etwa Dextrin, Isoglukose oder Gerstenmalzextrakt (siehe Seite 80). Eine Verschleierungstaktik! Darüber hinaus sind meist auch andere Problemzutaten wie Süßstoffe und Konservierungsmittel enthalten. Oft steckt zudem viel Salz drin.
Unser wichtigster Tipp für eine gesunde Ernährung lautet daher: Kochen Sie so oft wie möglich selbst. Am besten mit frischen Zutaten aus der Region. So haben Sie es in der Hand, was auf den Tisch kommt: nämlich leckere und ausgewogene Mahlzeiten mit allem, was Ihr Körper braucht. So ernähren Sie sich gesund und ohne versteckte Dickmacher.

Verwenden Sie weniger Zucker!

Zucker treibt nicht nur den Blutzucker hoch, sondern auch den Insulinspiegel. Insulin aber senkt nicht nur den Blutzucker, es bewirkt darüber hinaus, dass wir überschüssige Energie als Fett speichern. Daher ist es doppelt wichtig, Zucker aus dem Weg zu gehen.
35 Kilogramm Zucker pro Jahr verspeist jeder Deutsche im Durchschnitt. Nur ein Drittel stammt aus Süßigkeiten oder dem Zucker, den wir in Kaffee oder Tee geben. Der meiste Zucker steckt in Fertiglebensmitteln und Getränken. Deren Hersteller verwenden ihn sehr großzügig.

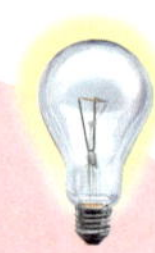

500

Essen Sie mindestens 500 Gramm Gemüse am Tag. Dabei hilft das Tellerprinzip, der Gemüseanteil einer Mahlzeit macht immer 50 Prozent aus.

Denn Zucker schmeckt nicht nur gut. Er verlängert die Haltbarkeit, verbessert das „Mundgefühl" — und erzeugt das Verlangen nach immer mehr. Gut fürs Geschäft, schlecht für unsere Gesundheit!
Oft wird Zucker als „Energiespender" beworben. Lassen Sie sich davon nicht täuschen! Natürlich liefert Zucker Energie. Aber der Körper benötigt dafür keine Lebensmittel, denen Zucker zugesetzt wurde. Was er braucht, holt er sich aus den Kohlenhydraten der Nahrung: etwa aus Brot, Kartoffeln, Nudeln, Reis oder Gemüse.

Meiden Sie verarbeitete Kohlenhydrate!

Seit Jahrzehnten wird uns gepredigt, weniger Fett und mehr Kohlenhydrate zu essen. Leider hat dieser Rat einen Haken. Und zwar einen großen - was man auch daran sehen kann, dass die Menschen seitdem erst recht immer dicker werden. Zum einen ist Fett gar nicht so ungesund, wie man lange dachte. Vor allem dann nicht, wenn man auf gesunde pflanzliche Fette setzt. Auch den Insulinspiegel erhöht Fett nicht. Zur Erinnerung: Zu viel Insulin fördert Übergewicht.
Zum anderen sind die Kohlenhydrate in unseren Lebensmitteln - ob Brot, Nudeln oder Pizza - meist stark verarbeitet („raffiniert"). Das verwendete Mehl wurde ohne Schale und Keimling des Korns gemahlen. Ballaststoffe, Eiweiß, Vitamine und andere wertvolle Stoffe gehen so verloren. Was übrig bleibt, sind reine Kohlenhydrate, die Blutzucker- und Insulinspiegel schnell steigen lassen. Das ist sowohl für den Diabetes als auch für das Gewicht schlecht. Setzen Sie daher auf unverarbeitete, naturbelassene Kohlenhydrate, zum Beispiel aus Vollkorngetreide oder Gemüse.

Setzen Sie auf Vollkornprodukte!

Wer Vollkornprodukte isst, kommt in den Genuss vieler gesunder Inhaltsstoffe, die verarbeiteten Weißmehlprodukten fehlen. Etwa: Ballaststoffe für die Verdauung, Vitamin B für den Stoffwechsel, Magnesium für die Nerven, Eisen für die Blutbildung, Zink für das Immunsystem.
Ballaststoffe sind nicht nur wegen der Verdauung eine kluge Zugabe der Natur. Sie verhindern auch, dass kohlenhydratreiche Nahrungsmittel den Blutzucker schnell erhöhen. Im Unterschied dazu lassen ballaststoffarme Kohlenhydrate wie in Weißbrot den Blutzuckerspiegel (und damit auch den Insulinspiegel) rasch steigen.
Ob Brot, Reis oder Nudeln: Wer konsequent auf die Vollkornvariante setzt, wird mit besseren Blutzuckerwerten belohnt und tut sich mit dem Abnehmen leichter. Dazu kommen noch weitere günstige Wirkungen, etwa auf die Blutfettwerte. Trotzdem: Auch Vollkornprodukte maßvoll genießen!

Genießen Sie häufig Gemüse und Obst!

Essen Sie täglich drei Portionen Gemüse und zwei Portionen Obst. Aber bitte nicht zusätzlich zu Ihrem normalen Speiseplan. Ersetzen Sie damit etwas, das weniger gesund ist, wie etwa die Cornflakes zum Frühstück oder die Wurst.

Hilfreich ist hier das Bild eines Tellers: Die Hälfte sollte mit Gemüse gefüllt sein. Die andere Hälfte teilen sich jeweils mittig eine Eiweiß-Fett-Quelle, zum Beispiel aus Geflügelfleisch in Bio-Qualität, sowie Beilagen wie Kartoffeln, Reis oder Nudeln, Letztere im Idealfall in Vollkornqualität.
Gemüse und Obst machen satt, aber nicht dick. Und vor allem liefern sie viele Vitamine, Ballast- und Mineralstoffe. Beim Obst lohnt es sich allerdings, genauer hinzusehen. Denn manche Sorten enthalten viel Zucker, insbesondere Fruchtzucker (Fruktose), der im Verdacht steht, eine Fettleber und Übergewicht zu fördern.
Übrigens: Auch eine kleine Handvoll ungesalzener Nüsse gilt als Gemüseportion. Vor allem Walnüsse stecken voller gesunder, entzündungshemmender Omega-3-Fettsäuren.

Verwenden Sie gesundes Pflanzenöl!

Eine der wichtigsten Maßnahmen, die Sie in der Küche vornehmen sollten, ist ein „Ölwechsel“. Längst nicht alles, was pflanzlich ist, ist so gesund, wie es die Werbung behauptet. Das gilt auch für pflanzliche Öle. Empfehlenswert sind Pflanzenöle wie Olivenöl oder solche, die viele gesunde Omega-3-Fettsäuren enthalten. Dazu gehören vor allem Lein- und Rapsöl, aber auch Walnussöl.
Meiden sollten Sie dagegen raffinierte Pflanzenöle, in denen überwiegend die entzündungsfördernden Omega-6-Fettsäuren stecken. Dazu gehören zum Beispiel Sonnenblumenöl, Maiskeimöl, Distelöl oder Traubenkernöl.

Der heimliche Superstar unter den Ölen ist übrigens Leinöl. Es liefert besonders viele gesunde Omega-3-Fettsäuren. Weil Leinöl aber so lichtempfindlich ist und schnell ranzig wird, bekommt man es in kleinen, dunklen Flaschen. Es eignet sich für Salate oder zum Träufeln übers Gemüse.

Essen Sie weniger Fleisch und Wurst!

Zu einer vollwertigen Ernährung kann in kleinen Mengen auch Fleisch gehören. Fleisch punktet mit wertvollem Eiweiß, Vitaminen und wichtigen Mineralstoffen wie Eisen. Trotzdem ist es sinnvoll, weniger Fleisch zu essen. Wer viel Fleisch verzehrt, vor allem rotes Fleisch wie Rinder- oder Schweinefleisch, und zudem verarbeitetes Fleisch wie Wurst isst, erhöht womöglich sein Risiko für Herzkrankheiten und Krebs.
Wenn Sie also ab und zu Fleisch genießen wollen, dann greifen Sie besser zu weißem Fleisch von Bio-Geflügel oder nur zu Fleisch von Weidetieren, die viel Gras und Klee fressen. Es liefert reichlich gesunde Omega-3-Fettsäuren – anders als Fleisch von Tieren aus Massentierhaltung, die mit Kraftfutter aus Getreide und Soja gemästet werden. Außerdem ist die weltweite Massentierhaltung, wie wir inzwischen wissen, sehr schlecht für unsere Umwelt und das Klima. Wenn Sie auf Bio-Fleisch setzen, enthält das Fleisch zudem weniger schädliche Rückstände.
Früher wurde als Alternative oft Fisch genannt. Doch wegen der teils hohen Schadstoffbelastung in den Tieren und der allgemeinen Überfischung der Meere gilt diese Empfehlung heute nicht mehr.

Die 7 goldenen Ernährungsregeln

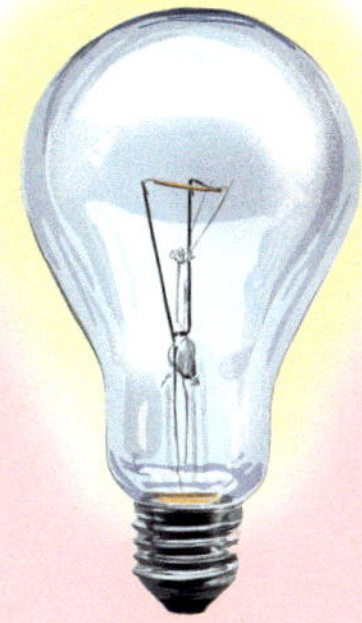

1

Kochen Sie so oft wie möglich selbst.
So ernähren Sie sich gesund und ohne versteckte Dickmacher.

2

Verwenden Sie weniger Zucker.
Der meiste Zucker steckt in Getränken und Fertigprodukten.

3

Meiden Sie verarbeitete Kohlenhydrate.
Dazu zählen etwa Brötchen, Toastbrot, Kuchen und Kekse aus Weißmehl.

4

Setzen Sie auf Vollkornprodukte, aber in Maßen.
Ob Brot, Reis oder Nudeln: Vollkorn macht satt und sorgt für bessere Zuckerwerte. Trotzdem gilt: auch Vollkornprodukte besser maßvoll genießen. Auch sie enthalten natürlich Kohlenhydrate.

5

Genießen Sie häufig Gemüse und Obst.
Diese gesunden Sattmacher punkten mit Vitaminen und Mineralstoffen. Wenden Sie das Tellerprinzip an: halber Teller Gemüse sowie je ein Viertel Eiweiß/Fett, wie etwa Geflügel, und Beilagen wie Kartoffeln.

6

Verwenden Sie gesundes Pflanzenöl.
Es liefert wertvolle Fette, die für die Gesundheit wichtig sind. Bevorzugen Sie dabei Raps-, Lein-, Nuss- und Olivenöl.

7

Meiden Sie Wurst und essen Sie weniger Fleisch.
Gönnen Sie sich selten, aber dafür gutes Fleisch, am besten aus Weidehaltung.

Zucker im Überfluss

Entlarven Sie versteckten Zucker in Lebensmitteln und entkommen Sie den vielen Zuckerfallen im Alltag

Der Zuckergehalt vieler Industrie- Produkte wird oft und gern verschleiert. Unter zahlreichen Begriffen auf dem Etikett verbirgt sich häufig der Zucker.

- Agavendicksaft
- Agavennektar
- Ahornsirup
- Brauner Zucker
- Dattelzucker
- Dextrin
- Dextrose
- Florida-Kristalle
- Fruchtsaft
- Fruchtzucker
- Fruktosesirup
- Fruktose-Glukose-Sirup HFCS
- Fruktosereicher Maissirup
- Gerstenmalzextrakt
- Honig
- Invertzucker
- Isoglukose
- Karamellsirup
- Kokosblütenzucker
- Kokosnusszucker
- Laktose
- Maltodextrin
- Maltose
- Malzextrakt
- Raffinierter Sirup
- Raffinose
- Rübenzucker
- Saccharose
- (Schwarze) Melasse
- Stärkesirup
- Traubenzucker
- Weizendextrin
- Zuckerrohrsaft

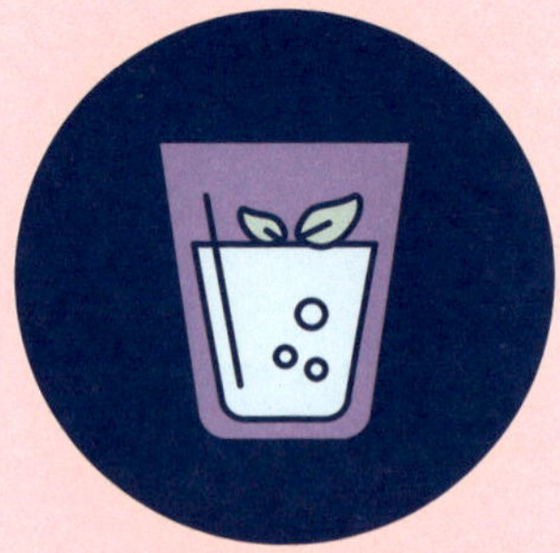

SO PEPPEN SIE GETRÄNKE AUF – OHNE ZUCKER!

- Leitungs- oder Mineralwasser mit Gurkenscheiben, frischer Minze, Ingwerstückchen oder Lavendel aromatisieren
- Schwarzen, grünen oder Früchtetee kochen, abkühlen lassen, mit Eiswürfeln, Zitronenscheiben und Minzblättchen mischen
- Wasser mit Limetten-, Zitronen- oder Orangenscheiben einen feinen Geschmack verleihen
- Eine kleine Handvoll gefrorene Erdbeeren, Himbeeren und Heidelbeeren in eine Karaffe geben und mit kaltem Wasser auffüllen

ZUCKERFALLEN: HÄTTEN SIE DAS GEDACHT?

Zucker versteckt sich oft dort, wo man ihn überhaupt nicht vermutet.

Hier einige Beispiele:

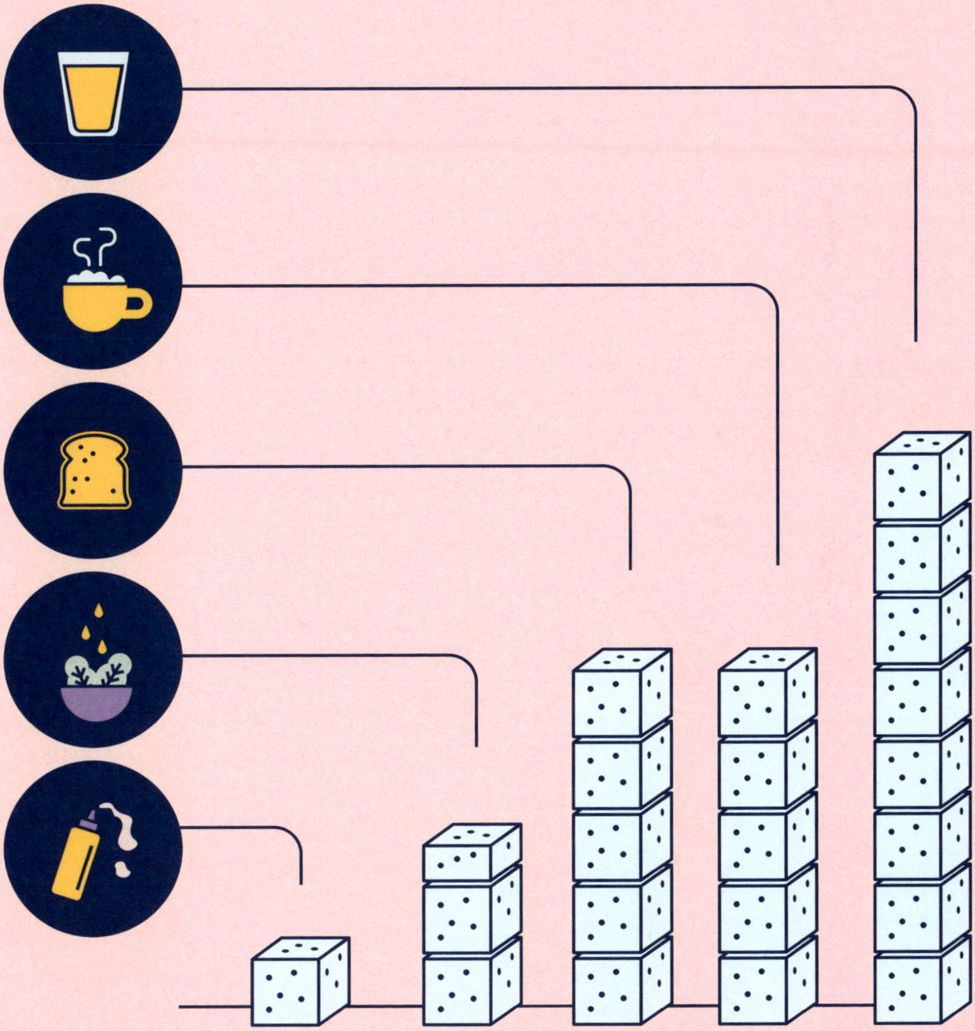

6 Warum soll ich mich ab jetzt mehr bewegen?

Wichtig vorweg: Diabetiker müssen auf ihre Herzgesundheit achten. Deshalb sollten sie, bevor sie mit Sport beginnen, zunächst mit ihrem Arzt sprechen. Bewegung ist neben der Ernährungsumstellung die wichtigste Säule in der Diabetestherapie (siehe Interview Seite 35). Neben einer Verbesserung aller Gesundheitswerte wie Blutzucker-, Blutdruck- und Blutfettwerte baut Bewegung ganz nebenbei Stress ab. Das bedeutet oft, dass die Dosis von Medikamenten reduziert werden kann. Außerdem verbrennen Muskeln mehr Energie als Fett: Das heißt, die Muskelzellen verbrennen zunächst den Zucker, den sie gespeichert haben. Ist kein Zucker mehr da, holen sich die Muskeln Nachschub aus dem Blut. Und das sogar noch im Ruhezustand und Stunden nach der Bewegung.

7 Wie kann ich zu Hause Sport machen?

Wenn Sie weder in der Gruppe noch im Fitnessstudio oder Sportverein aktiv werden wollen, können Sie natürlich auch Ihr Wohn- oder Gästezimmer in Ihr privates „Gym“ verwandeln. Dann kann ein Hometrainer, eine Rudermaschine oder ein Laufband die Lösung sein.

Die sind zwar alle nicht ganz kostengünstig, aber dafür sparen Sie die monatlichen Gebühren eines Studios. Oft genügen aber auch eine Matte und sogar das eigene Körpergewicht zum Trainieren. Auch eine Wasserflasche tut's als leichte Hantel. Durch die Coronapandemie gibt es auch vermehrt Online-Fitnessstudios. Dort kann man Kurse online buchen, teils in Echtzeit.

Nachteil: Die Angebote richten sich häufig an bereits sehr sportliche Menschen und keiner kontrolliert, ob Sie die Übungen richtig ausführen.

8 Kraft- oder Ausdauertraining: Welcher Sport ist wichtiger?

Hier macht es die Kombination, da beide Sportarten unterschiedlich wirken. Das Ausdauertraining ist wichtig für Herz und Kreislauf und alle Blutwerte. Krafttraining fördert den Muskelaufbau beziehungsweise sorgt für Muskelerhalt und erleichtert dem Sporttreibenden, das Gewicht nach einer Abnahme zu halten. Für ältere Menschen kann zudem ein regelmäßiges Gleichgewichtstraining die Koordination verbessern und das Sturzrisiko senken.

9 Hilft mir Sport beim Abnehmen?

Bedingt. Der Effekt wird oft überschätzt, wie auch die Kalorien, die man durch Bewegung verbraucht. Außerdem regt Sport nicht selten den Appetit oder das Gefühl an, „sich etwas gönnen zu dürfen". Die unbestrittenen Vorteile liegen deshalb eher im Gesundheits- und Stoffwechselbereich. Immerhin hilft Sport, nach dem Abnehmen das Gewicht zu halten.

Überschätzt: Kalorienverbrauch beim Sport
(EXEMPLARISCH FÜR EINE 70 KG SCHWERE PERSON

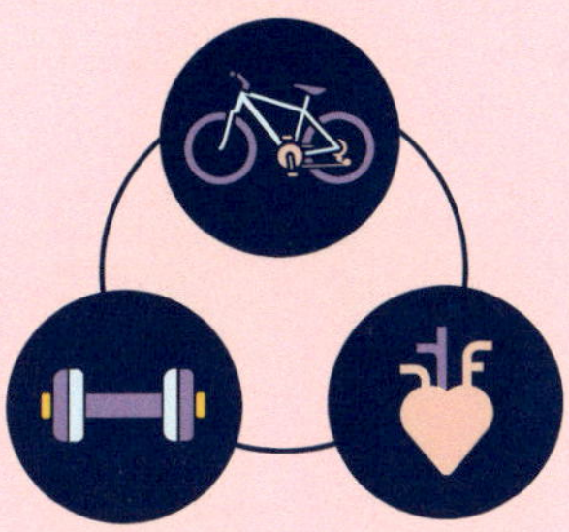

WALKEN
Dauer: 1 Stunde
Kalorienverbrauch: ca. 560 kcal

RADFAHREN (8–12 km)
Dauer: 1 Stunde
Kalorienverbrauch: ca. 260 kcal

KRAFTTRAINING
Dauer: 1 Stunde **Kalorienverbrauch:** ca. 380 kcal

Quelle: TK

10 Wie bleibe ich sportlich am Ball?

- Verabreden Sie sich mit Gleichgesinnten. Das ist verbindlicher: Sie werden erwartet und sagen nicht so schnell ab.
- Tragen Sie Ihr Training als festen Termin im Kalender ein und nehmen Sie es ebenso ernst wie einen Arzttermin.
- Fahren Sie mit gepackter Sporttasche zur Arbeit und gehen Sie anschließend direkt ins Fitnessstudio.
- Sorgen Sie für Abwechslung, dann kommt keine Langeweile auf. Ändern Sie öfter Ihre Nordic-Walking-Strecke oder probieren Sie auch mal eine neue Sportart aus.
- Hören Sie auf dem Hometrainer Musik, einen Podcast oder schauen Sie über die Mediathek Ihre Lieblingsserie im Fernsehen. Schon vergeht die Trainingszeit wie im Flug.

11 Worauf sollte ich achten, wenn ich sportlicher werden möchte?

Wer mit dem Sport gleich loslegen will, sollte zuvor einige Dinge beachten. Die besten Tipps von Prof. Dr. Matthias Blüher (siehe Interview auf Seite 87):

- Sprechen Sie vor dem Start mit Ihrem Arzt oder Ihrer Ärztin über Ihre sportlichen Pläne. Welchen Sport wollen Sie machen? Wie oft in der Woche und wie lange? Gerade wenn Sie sich viele Jahre eher wenig bewegt haben oder Ihre bisherigen Bewegungseinheiten deutlich erhöhen wollen, sind ein ärztlicher Check sowie eine ärztliche Beratung über die Art des Sports und die Intensität der Bewegung vorher ratsam.
- Ein weiterer Grund: Viele Diabetiker haben Herzprobleme. Sie sollten dann ihre Belastungsgrenze genau kennen, um sich nicht zu überfordern. Nicht selten wissen die Betroffenen aber auch gar nichts von ihren Herzproblemen und bringen sich unwissend in Gefahr. Brustschmerzen, die vor einem Herzinfarkt warnen, werden zudem häufig nicht wahrgenommen, wenn die Nerven geschädigt sind.

Auch ein Check beim Augenarzt ist sinnvoll. Der Grund: Die Netzhaut ist bei Diabetes ohnehin gefährdet. Blutdruckspitzen beim Sport können die kleinen Adern in der Netzhaut zusätzlich schädigen.

- Suchen Sie sich einen Sport, der Ihnen Spaß macht, aber auch zu Ihrem derzeitigen Gesundheitszustand passt. Mit Übergewicht zu joggen kann sehr belastend für die Gelenke sein. Dann eher mit Walken beginnen oder zur Aqua-Gymnastik gehen.

- Setzen Sie sich realistische und konkrete Ziele. „Ich gehe nun jeden Montag, Mittwoch und Freitag jeweils 30 Minuten schwimmen“ ist aus motivatorischer Sicht empfehlenswerter als der Vorsatz: „Ich mache ab jetzt mehr Sport.“ Und vom Couchpotatoe zum Marathonläufer mutieren zu wollen, ist auch keine gute Idee.

- Starten Sie langsam und hören Sie auf Ihren Körper. Ein Sport-Check beim Arzt hat Ihnen dazu ja bereits mögliche Grenzen und Ziele aufgezeigt. Er ist für Sport-Beginner mit Diabetes sehr wichtig. Wer sich am Montag so verausgabt, dass er bis Donnerstag vor Muskelkater kaum laufen kann, wird zudem schnell die Lust an der Bewegung verlieren. Ein guter Merksatz lautet zum Bespiel: Laufen, ohne zu schnaufen. Bedeutet in der Praxis: Walken Sie flott und auch ruhig leicht schweißtreibend, aber so, dass Sie sich theoretisch noch unterhalten könnten.

Adressen – hier finden Sie Angebote

www.diabetes-bewegung.de
Unter „Sportgruppen“ Hilfe bei der Suche nach Diabetes-Sportgruppen in der Nähe.

www.rehasport-deutschland.de
Informationen zum Rehabilitationssport, der Ausdauer, Kraft und Koordination fördert und vom Arzt verordnet werden kann.

www.richtigfitab50.de
Informationen über Sport für Menschen ab 50.

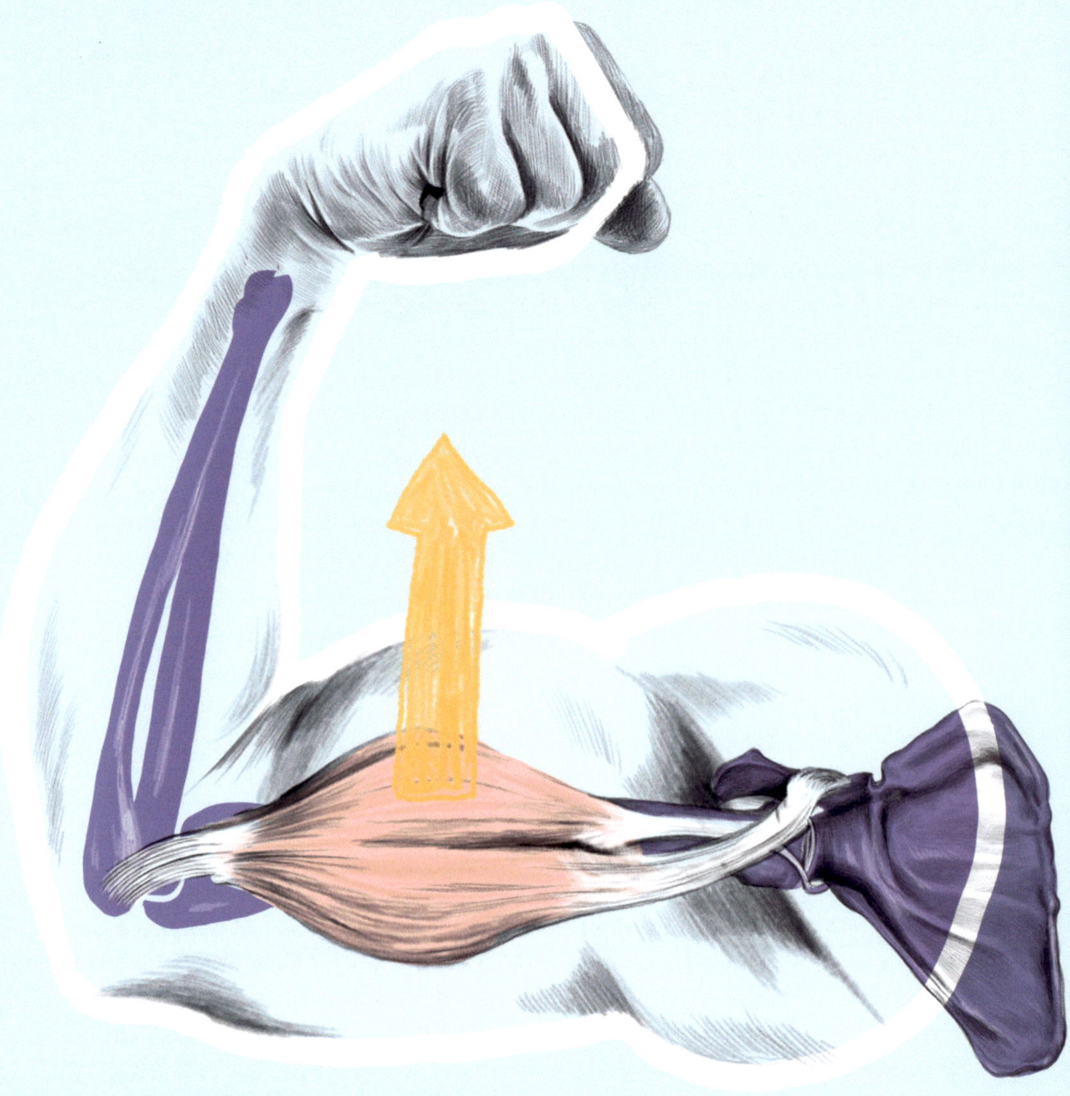

„Bewegung ist ein Wundermittel ohne Nebenwirkungen“

Herr Prof. Dr. Blüher, Sport tut jedem Menschen gut. Warum aber ist er für Diabeteskranke besonders wichtig?

PROF. DR. MED. MATTHIAS BLÜHER: Sport zählt neben einer Ernährungsumstellung zur Basistherapie bei Diabetes. Die Insulinempfindlichkeit in den Muskeln und im Gewebe verbessert sich und meistens kommt es durch mehr Bewegung und eine gesündere Ernährung zur wünschenswerten Gewichtsabnahme. Diese wirkt sich dann auch günstig auf eine Leberverfettung aus. Parallel sinken die Zuckerwerte und der Blutdruck und Begleiterkrankungen verbessern sich, zum Beispiel auch Herz-Kreislauf-Probleme. Und nicht zu vergessen: Durch Sport werden Glückshormone ausgeschüttet und gleichzeitig der Stresslevel gesenkt. Deswegen wirkt regelmäßige Bewegung auch fast ähnlich wie ein Antidepressivum.

„Überfordern Sie sich nicht! Sonst bleibt die Motivation auf der Strecke.“

Gibt es weitere Vorteile?

BLÜHER: Die Leistungsfähigkeit verbessert sich und das Wohlbefinden nimmt zu. Gleichzeitig ist Bewegung eine wichtige Schmerzprophylaxe, zum Beispiel nach langen Stunden vor dem Bildschirm.

Der wichtigste Tipp für Menschen, die mit Sport beginnen wollen?

BLÜHER: Starten Sie langsam und überfordern Sie sich nicht. Sonst bleibt die Motivation schnell auf der Strecke. Es geht schließlich nicht darum, Leistungssportler zu werden. Beginnen Sie, indem Sie jeden Tag zehn Minuten kraftvoll spazieren gehen, und steigern Sie dann die Minuten. Langfristig ist es ideal, sich mindestens fünfmal pro Woche 30 Minuten zu bewegen und zweimal pro Woche Krafttraining zu machen. Und zwar so, dass man ins Schwitzen kommt.

Welche Ausdauersportarten würden Sie empfehlen?

BLÜHER: Nordic Walking, Schwimmen und Aqua-Fitness, Radfahren sowie Einheiten auf dem Rudergerät. Abraten würde ich von Sportarten mit erhöhtem Verletzungsrisiko, wie Mannschaftssport, Ball- und Extremsport.

Was ist Diabetikersport?

BLÜHER: Dabei handelt es sich um spezielle Sportkurse mit auf Diabetes geschulten Trainern und Trainerinnnen. Diese kennen sich mit Insulin und der Unterzuckerungsgefahr aus, zudem sind vor Ort Blutzuckermessungen möglich. Die Kurse können vom Arzt verschrieben werden, dann übernehmen die Krankenkassen die Kosten. Die Übernahme muss aber vorher geklärt werden.

Wie sieht es mit Sportpausen aus?

BLÜHER: Jeder sollte seinem Körper auch mal Zeit zur Erholung geben, gerade zu Anfang oder wenn man intensiver Sport macht. So sollte man Kraftsport nicht zwei Tage hintereinander machen. Diabeteserkrankte brauchen zum Teil eine längere Regenerationsphase, das sollten sie berücksichtigen. Aber ein halbstündiger strammer Spaziergang jeden Tag ist auch ohne Pause möglich und empfehlenswert.

Was raten Sie Menschen, die einfach keinen Sport mögen?

BLÜHER: Manchmal reicht es ja schon, statt von Sport von mehr Bewegung oder Aktivität zu sprechen. Das klingt nicht so anstrengend und nimmt auch den Druck. Wichtig ist zu wissen: Jeder Schritt zählt! Wenn Sie mit den Nachbarskindern oder Enkeln im Hof ein bisschen Fangen spielen oder sich Bälle zuwerfen, haben meistens alle Spaß und es herrscht nicht dieser

Leistungsgedanke. Auch ein paar Bahnen durchs Schwimmbecken zu ziehen ist Bewegung oder die Einkäufe mit dem Rad oder zu Fuß zu erledigen statt mit dem Auto. Da kommen schnell ein paar Tausend Schritte pro Tag zusammen.

> „*Wichtig zu wissen: Jeder Schritt zählt!*“

Welche Rolle spielt Geduld beim Sport?

BLÜHER: Eine große! Vor allem, wenn man noch nie oder viele Jahre keinen Sport gemacht hat. Dann kann es einen Augenblick dauern, bis regelmäßige Bewegung zur Gewohnheit wird und richtig Spaß macht. Gleichzeitig ist der Gesundheitsgewinn zu Anfang am größten. Dann gilt es auf der einen Seite, die neue Sportlichkeit zu halten, aber auch langfristig die Leistung zu steigern. Der Körper braucht immer neue Herausforderungen, sonst gewöhnt er sich an eine Belastung.

Wenn ich als Diabetikerin oder Diabetiker mit Sport beginne, sollte ich bei der Ausrüstung auf etwas achten?

BLÜHER: Sofern Sie noch nicht lange an Diabetes erkrankt sind, gibt es eigentlich nichts zu beachten. Liegt die Diagnose zehn Jahre und länger zurück, sollten Sie spezielle Schutzschuhe beim Sport tragen und genau auf die Passform achten. Gut sind auch nahtlose Diabetikersocken, um Blasen zu vermeiden.

Auf noch etwas?

BLÜHER: Falls Sie Insulin spritzen oder ein Medikament aus der Gruppe der Sulfonylharnstoffe einnehmen, sollten Sie unbedingt nach 30 Minuten Ihren Blutzucker kontrollieren, um eine Unterzuckerung zu vermeiden. Das ist vor allem im Schwimmbad wichtig, weil die Symptome hier schwieriger zu deuten sind. Denn kühle Haut oder starkes Schwitzen fallen im Wasser natürlich nicht auf.

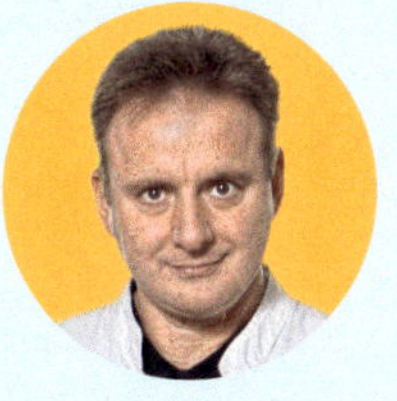

PROF. DR. MED. MATTHIAS BLÜHER,
Direktor Helmholtz-Institut für Metabolismus-, Adipositas- und Gefäßforschung (HI-MAG), Helmholtz Zentrum München an der Universität Leipzig und dem Universitätsklinikum Leipzig AöR und Vorstandsmitglied DDG

Trainingsprogramm für zu Hause

Muskeln verbrennen Fett und verbessern die Körperhaltung. Diese Kraftübungen können Sie täglich zu Hause trainieren. Bevor Sie loslegen, bitte immer fünf Minuten aufwärmen!

PROGRAMM 1

Auf den folgenden Seiten finden Sie vier Programme mit Kraftübungen. Jedes Programm absolvieren Sie in einer Woche jeden zweiten Tag. Nach Woche 4 fangen Sie wieder von vorn an.
An den „freien" Tagen trainieren Sie Ihre Ausdauer, etwa mit Walking, Radfahren oder Schwimmen. Steigern Sie Dauer und Intensität von Woche zu Woche.

Dauer
ca. 15 Minuten
Wie oft?
Alle Übungen, soweit nicht anders angegeben, 8- bis 12-mal (oder öfter) machen (= 1 Serie), insgesamt 3 Übungsserien

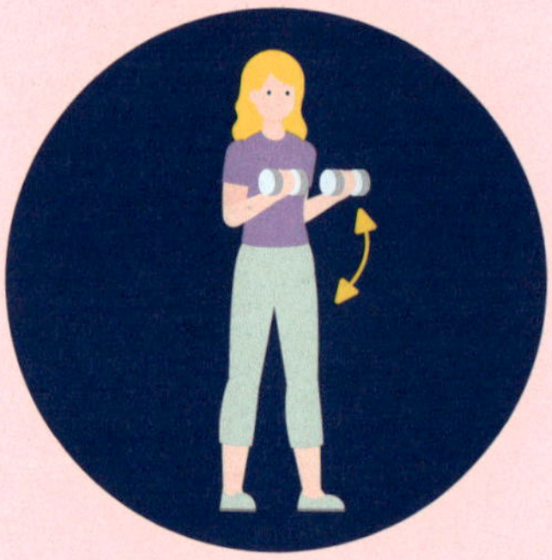

BIZEPS-CURL

Beine hüftbreit auseinander. In jede Hand eine kleine Hantel (oder Wasserflasche) nehmen und diese nach vorn heben und senken. Ellbogen dabei am Körper angelegt lassen.

ARMKREISEN

Gerade stehen, Beine hüftbreit auseinander. Arme auf Schulterhöhe anheben. Kleine Kreise erst nach vorn, dann nach hinten beschreiben.

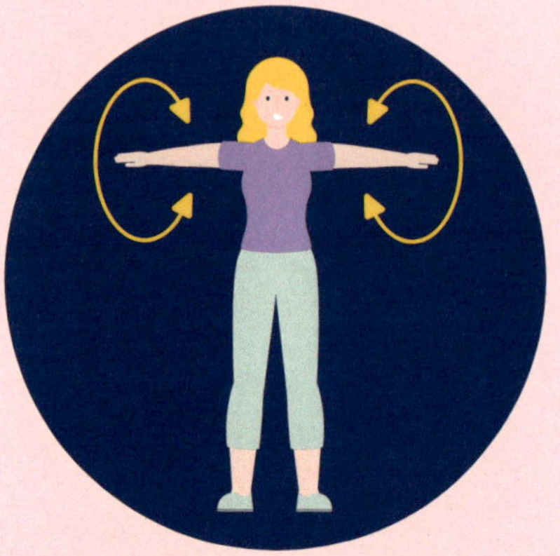

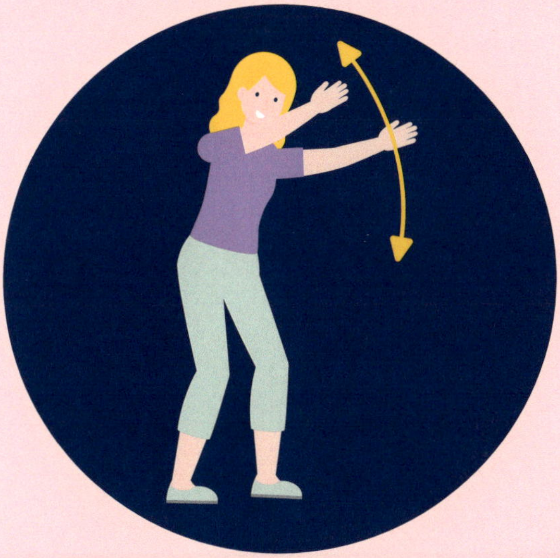

PADDELN

Beine etwas mehr als hüftbreit auseinander. Oberkörper mit geradem Rücken leicht nach vorn beugen. Mit den gestreckten Armen kleine Paddelbewegungen machen.

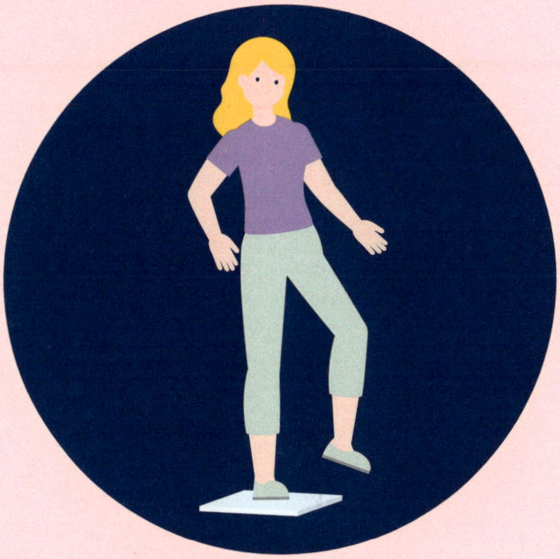

EINBEINSTAND

Ein dick gefaltetes Handtuch auf den Boden legen, daraufstellen. Mit einer Zehenspitze nach vorn, seitlich und hinten tippen. Nach einer Serie ist die andere Zehenspitze dran. Wenn nötig, ruhig festhalten.

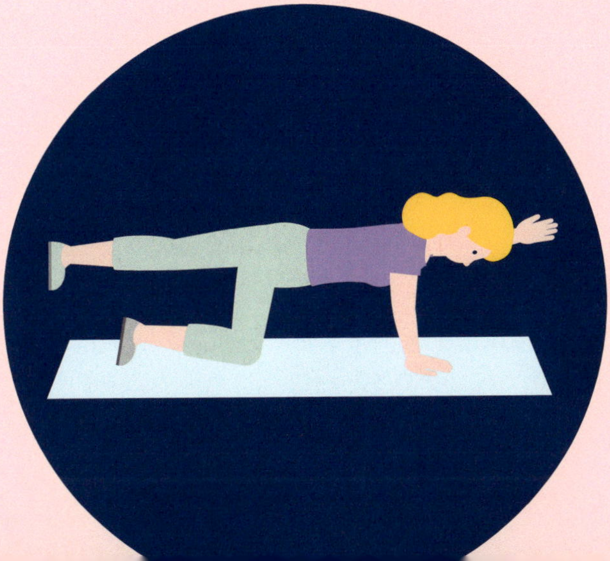

RÜCKEN-DIAGONALE

In den Vierfüßlerstand auf eine Matte gehen. Linken Arm und rechtes Knie heben, im Wechsel auseinander- und wieder zusammenführen. Nach einer Serie die Seite wechseln.

PROGRAMM

2

Dauer
ca. 15 Minuten
Wie oft?
Alle Übungen, soweit nicht anders angegeben, 8- bis 12-mal (oder öfter) machen (= 1 Serie), insgesamt 3 Übungsserien

WAND-LIEGESTÜTZ

In etwa einem halben Meter Abstand vor eine Wand stellen, mit den Händen abstützen. Arme auf Schulterhöhe im Wechsel beugen und strecken, dabei Kopf und Rücken gerade halten.

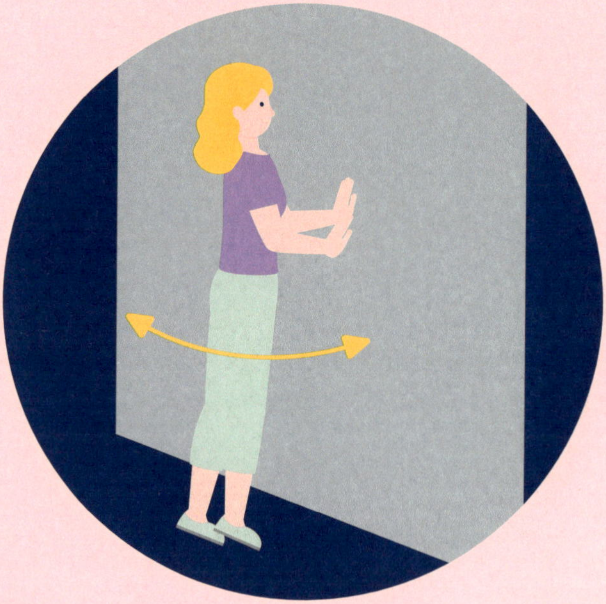

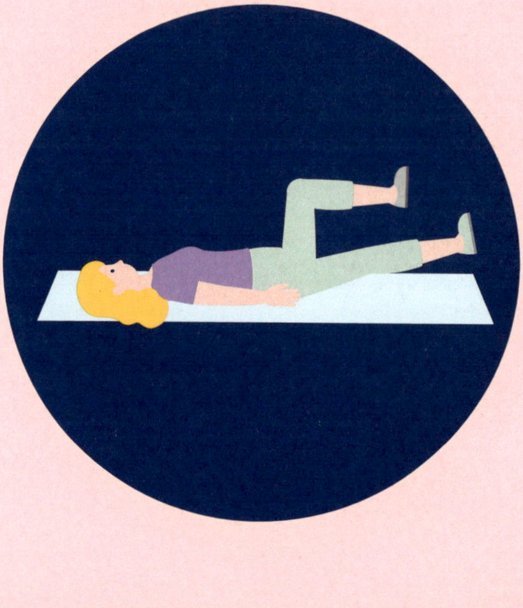

NACH VORN TRETEN

Auf den Rücken legen, Beine rechtwinklig anheben. Im Wechsel nach vorn treten und wieder zurückziehen, dabei Fersen nicht absetzen.

BERGSTEIGER
Mit den Händen auf die Tischkante stützen. Etwas zurückgehen, auf die Fußballen stellen. Im Wechsel jeweils ein Knie unter die Brust ziehen, Rücken dabei gerade halten.

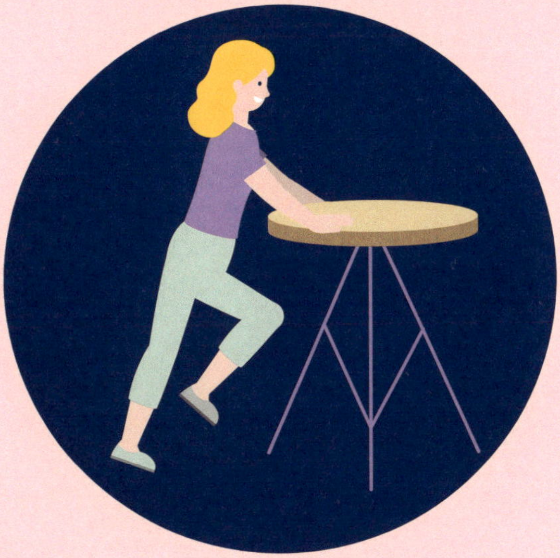

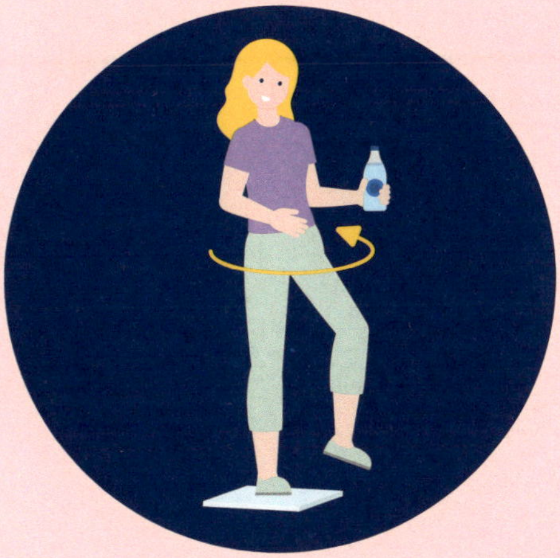

FLASCHE ÜBERGEBEN
Ein Handtuch vierfach falten, daraufstellen. Ein Bein heben. In einem großen Kreis eine Flasche von einer Hand in die andere übergeben. Richtung wechseln.

FERSENLIFT
Im Vierfüßlerstand auf die Unterarme stützen. Eine Ferse nach oben Richtung Decke schieben und wieder absenken, Knie nicht absetzen. Nach einer Serie Bein wechseln.

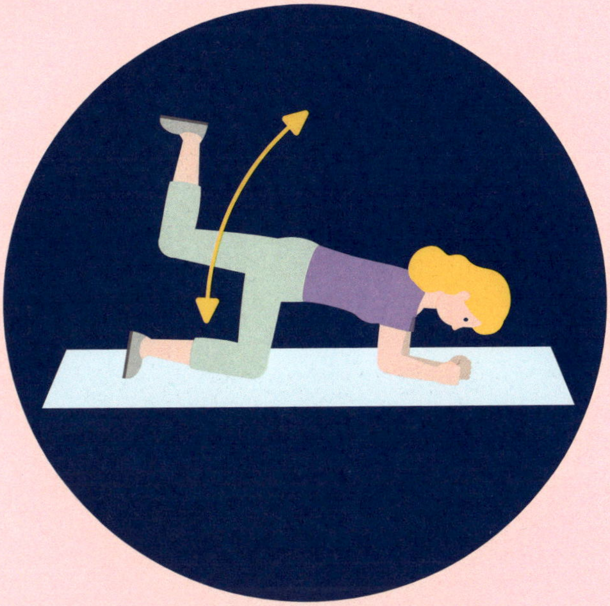

PROGRAMM

3

Dauer
ca. 15 Minuten
Wie oft?
Alle Übungen, soweit nicht anders angegeben, 8- bis 12-mal (oder öfter) machen (= 1 Serie), insgesamt 3 Übungsserien

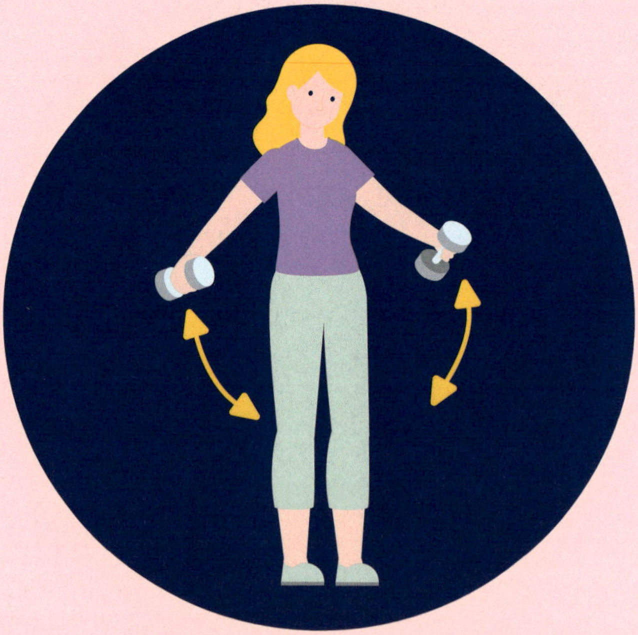

ARMHEBER SEITLICH

Beine hüftbreit auseinander. In jede Hand eine kleine Hantel (oder Wasserflasche) nehmen. Langsam die gestreckten Arme seitlich auf und ab bewegen, Schultern dabei unten halten.

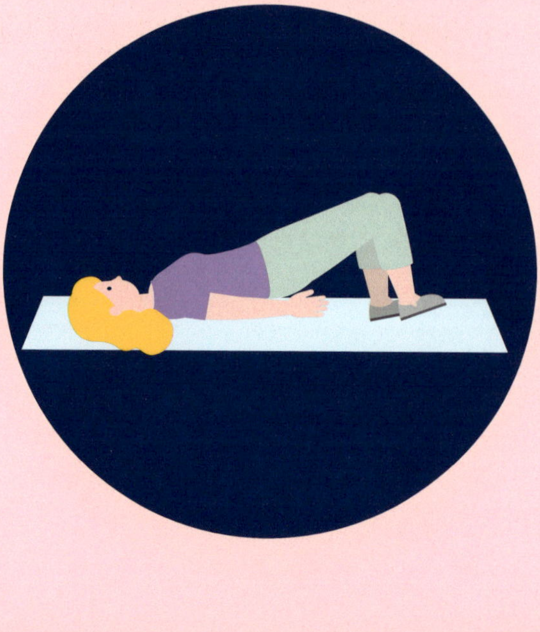

HÜFTLIFT

Auf den Rücken legen, Füße auf den Fersen aufsetzen, Arme längs neben dem Körper auf den Boden legen. Hüfte heben und senken, nicht zwischendurch ablegen.

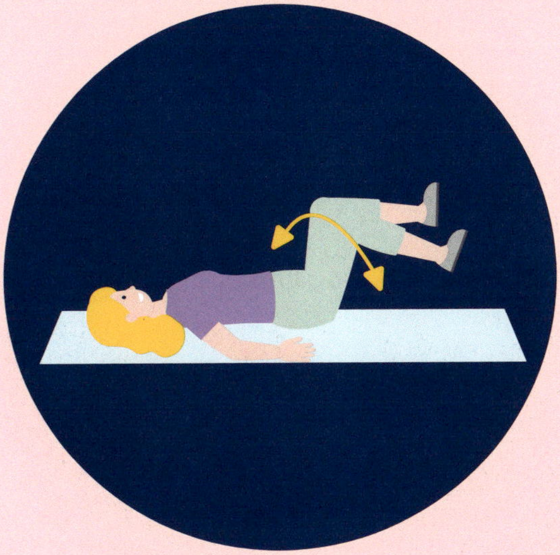

BEINPENDEL

In Rückenlage Beine etwa im rechten Winkel beugen und anheben, Arme seitlich abgelegt. Knie nach links und rechts Richtung Boden pendeln lassen, ohne die Beine am Boden abzulegen.

FLASCHE ÜBER KOPF

Beine etwas mehr als hüftbreit auseinander, Knie leicht gebeugt, Oberkörper mit geradem Rücken leicht nach vorn geneigt. Flasche mit gestreckten Armen abwechselnd über dem Kopf und hinter dem Rücken von einer Hand in die andere übergeben. Nach einer Serie Richtung wechseln.

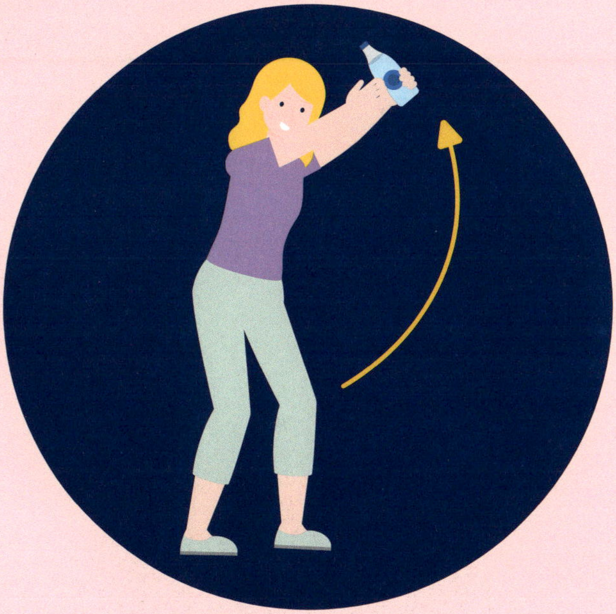

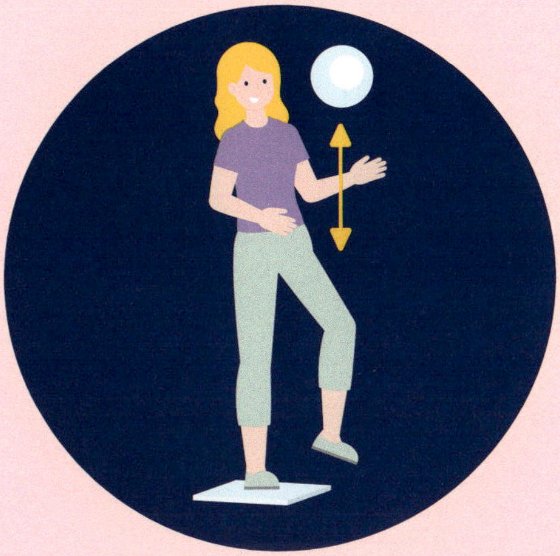

BALL FANGEN

Auf einem gefalteten Handtuch stehen, ein Bein anheben. In einer Hand einen Ball oder einen gut fliegenden Gegenstand halten, hochwerfen und wieder fangen. Nach einer Serie Bein wechseln.

PROGRAMM

4

Dauer
ca. 15 Minuten
Wie oft?
Alle Übungen, soweit nicht anders angegeben, 8- bis 12-mal (oder öfter) machen (= 1 Serie), insgesamt 3 Übungsserien

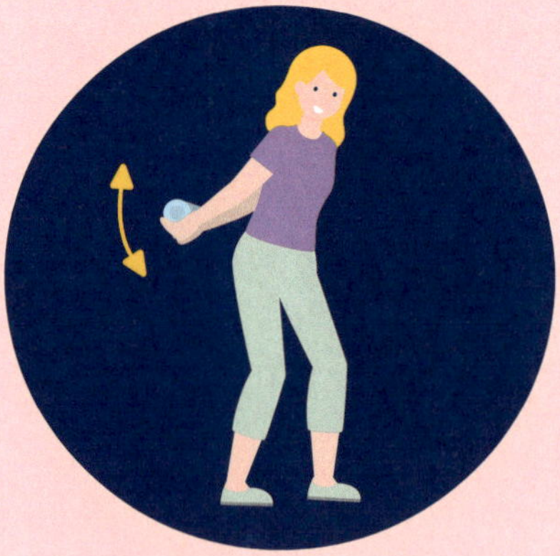

FLASCHENSENKER

Beine hüftbreit auseinander, Knie leicht gebeugt, Oberkörper mit geradem Rücken leicht nach vorn geneigt. Hinter dem Rücken in den Händen eine Wasserflasche halten. Flasche Richtung Decke bewegen und absenken. Der Oberkörper bleibt dabei ruhig.

SEITLICHER BEINLIFT

Auf einem Bein stehen, mit einer Hand an einem Tisch oder Stuhl festhalten. Anderes Bein gestreckt seitlich auf und ab bewegen, dabei nicht zwischendrin absetzen. Nach einer Serie Bein wechseln.

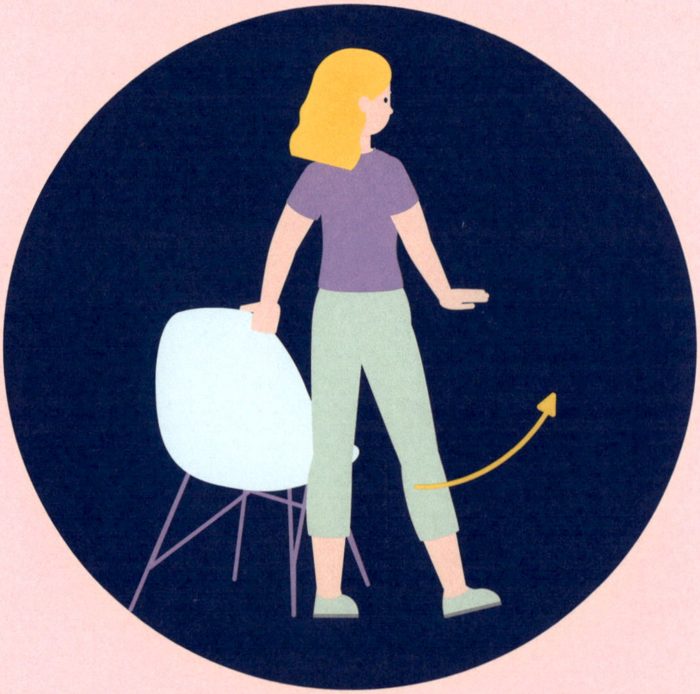

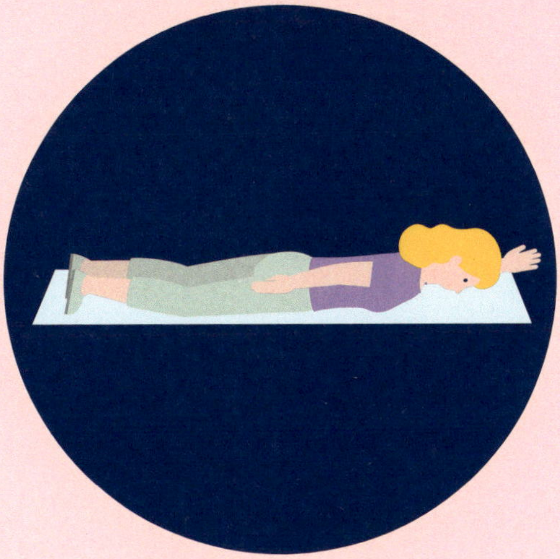

ARMSTRECKEN

In der Bauchlage jeweils einen Arm nach vorn, einen nach hinten strecken. Blick nach unten, die Brust bleibt auf dem Boden, der Nacken gerade. Arme zwischen den Serien nicht am Boden ablegen.

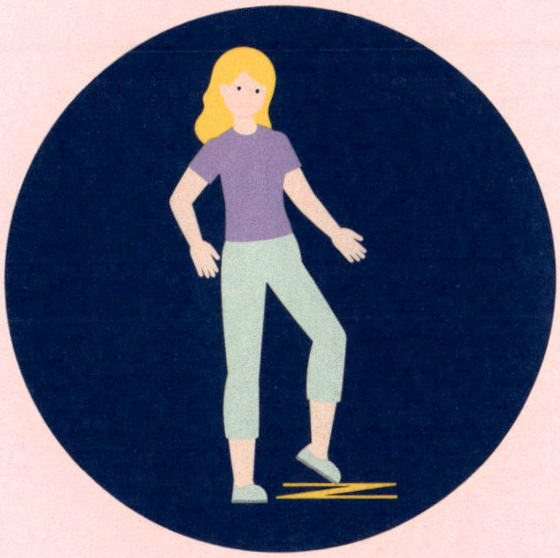

ZAHLEN SCHREIBEN

Auf einem Bein stehen. Mit dem abgehobenen, gestreckten anderen Bein die Ziffern von 1 bis 5 schreiben, ohne den Fuß dazwischen abzusetzen. Dann das Bein wechseln. Ein Durchgang reicht!

SEITLICHER HÜFTLIFT

Im Seitstütz auf Unterarm und Knien (Knie aufeinandergelegt) Hüfte nach oben schieben und wieder senken. Nach einer Serie Seite wechseln.

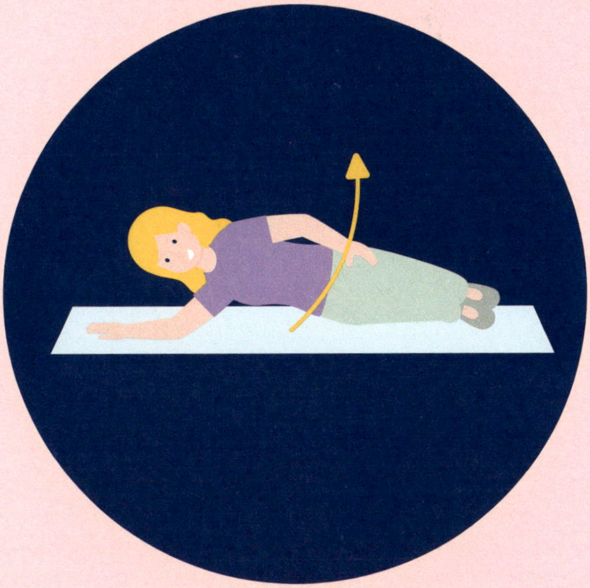

DIABETES-QUIZ

Alles verstanden?

Mit einer gesunden Lebensweise haben Sie Ihren Blutzucker gut im Griff. Wie gut kennen Sie sich schon aus? Testen Sie Ihr Wissen

1

Was jagt den Blutzucker am schnellsten hoch?

Eine Antwort ist richtig:

- (a) Ein Marmeladenbrot
- (b) Eine Scheibe Käse
- (c) Ein Schokocroissant
- (d) Ein Glas Apfelsaft

2

Der letzte Blutzuckermesswert war völlig daneben. Was war da los?

Mehrere Antworten sind richtig:

- (a) Händewaschen vergessen
- (b) Teststreifen feucht
- (c) Finger gequetscht, damit genügend Blut kommt

3

Insulin wird heute chemisch hergestellt – aus welchen Tieren wurde es früher gewonnen?

Eine Antwort ist richtig:

- (a) Pferden und Kühen
- (b) Schweinen und Rindern
- (c) Hühnern und Tauben

DIE AUFLÖSUNG
Stimmen Ihre Ergebnisse?
Lesen Sie nach.

1 Richtig: ⓓ
In Flüssigkeit gelöster Zucker gelangt am schnellsten ins Blut. Deshalb hilft Obstsaft auch gut bei Unterzuckerungen. Die Verdauung komplexer Kohlenhydrate, wie sie zum Beispiel in Vollkornbrot stecken, dauert dagegen länger. Auch Lebensmittel mit Fett bremsen den Blutzuckeranstieg.

2 Richtig: ⓐ ⓑ ⓒ
Zuckerreste am Finger können zu einem falsch hohen Blutzuckerwert führen. Weitere Ursachen für einen falschen Messwert sind etwa: feucht gewordene Teststreifen oder wenn man den Finger „quetscht", um einen Blutstropfen zu erhalten (dabei kann der Tropfen mit Gewebsflüssigkeit verdünnt werden).

3 Richtig: ⓑ
Bis in die 1980er-Jahre wurde Insulin aus Bauchspeicheldrüsen von Rindern und Schweinen gewonnen. Dann kam chemisch erzeugtes Humaninsulin auf den Markt, das dem „echten" menschlichen Insulin entspricht. Heute werden in der Therapie überwiegend moderne, gentechnisch hergestellte Analog-Insuline verwendet.

Notizen

Reichtum ist viel. Zufriedenheit ist mehr. Gesundheit ist alles

VERFASSER UNBEKANNT

5

Die Psyche stärken

Gut informiert – besser gewappnet

Die Diagnose Diabetes Typ 2 hat Sie sicher tief getroffen. Jetzt kommt es auch darauf an, mit welcher Einstellung Sie nun weitermachen. Unsere Psyche kann uns im Weg stehen, sie kann uns aber auch anspornen, Dinge zu ändern. Wenn Sie das Buch bereits bis hier gelesen haben und auch jetzt nicht damit aufhören, haben Sie schon einen großen Schritt in Richtung Veränderung gemeistert. Weiter so, Sie schaffen das!

1 Was hilft gegen Ängste nach der Diagnose?

Eine Diagnose wie Diabetes betrifft nicht nur den Körper, sie nimmt auch Einfluss auf Ihre Psyche. Denn es geht nicht nur darum, anders zu essen und sich mehr zu bewegen. Für eine erfolgreiche Therapie ist es ebenfalls wichtig, die Krankheit und die damit einhergehenden Veränderungen zu verstehen und zu akzeptieren.
Ärzte sprechen in diesem Zusammenhang von „compliance" (englisch für Einhaltung, Befolgung) und meinen damit die Bereitschaft von Patienten, therapeutische Maßnahmen aktiv umzusetzen. Hier gilt: Je besser die Erkrankten die ärztlichen Empfehlungen mittragen und befolgen, desto größer ist der Behandlungserfolg. Dies ist insbesondere bei chronischen Erkrankungen wie etwa einem Typ-2-Diabetes von Bedeutung, da sie die Betroffenen ein Leben lang begleiten und oft eine dauerhafte medikamentöse Behandlung nach sich ziehen.

Neben dieser notwendigen Akzeptanz sind Informationen und Wissen das A und O. Und zwar über die Erkrankung, aber auch über Sie selbst! Fragen wie „Was hat dazu geführt, dass ich zuckerkrank geworden bin?" beantworten zu können ist gut. Noch besser aber ist es, dass Sie verstehen, wann und warum man der Versuchung einer Gummibärchen-Tüte erliegt (etwa, wenn man im Stress ist oder weil man sich trösten möchte). Solche Erkenntnisse haben gleich zwei Vorteile:

- Sie sind in der Lage, Zusammenhänge zu erkennen und Ihr Verhalten zu ändern, weil Sie mögliche Schwachpunkte erkennen. So können Sie ungünstige Handlungsabläufe bewusst stoppen oder verändern. Wer weiß, dass bei Anspannung der Griff zu Süßigkeiten droht, kann sich dann eine zuckerfreie Alternative überlegen und bei nächster Gelegenheit eine flotte Runde um den Block marschieren oder eine Freundin anrufen.

- Genauso wichtig: Ihre Eigenverantwortung wächst und auch das Gefühl der Selbstwirksamkeit. Das heißt, Sie wissen, dass Sie fähig sind, die eigene Situation selbst steuern zu können, und sind nicht ein wehrloser Spielball, der keinen Einfluss auf das Geschehen hat. Ihr Motto lautet also im Idealfall: „Ich habe es maßgeblich selbst in der Hand, wie es mir geht und wie sich meine Erkrankung entwickelt!" So haben Emotionen wie Ohnmacht keine Chance. Denn Ängste treten verstärkt auf, wenn wir mit etwas Unbekanntem oder Unkalkulierbarem konfrontiert sind.

2 Ein gutes Verhältnis zwischen mir und meinem Arzt ist wichtig. Warum?

Angenommen, Sie brechen sich ein Bein oder erleiden einen allergischen Schock. Dann ist es zwar schön, von einem freundlichen Menschen medizinisch versorgt zu werden, aber auch kein Drama, wenn Ihnen der Notarzt oder die Ärztin nicht so sympathisch ist. Denn zu 99,9 Prozent werden sie diese nicht wiedersehen. Ganz anders sieht es bei chronischen Erkrankungen wie etwa Typ-2-Diabetes aus. Ihren behandelnden Hausarzt oder Ihre Diabetologin werden Sie oft und regelmäßig sehen. Daher ist ein gutes Verhältnis hilfreich. Sie sollten jemanden finden, bei dem Sie sich gut aufgehoben fühlen und sich trauen, jede (auch unangenehme) Frage zu stellen.

3 Wieso ist es ratsam, eine Selbsthilfegruppe aufzusuchen?

Vielen Menschen hilft es, sich mit Gleichgesinnten auszutauschen. In einer Selbsthilfegruppe treffen Sie Menschen, die ebenfalls an Typ-2-Diabetes erkrankt sind. Oft fällt es einem in dieser Umgebung leichter, „auf Augenhöhe" Fragen zu stellen oder über Ängste zu sprechen, als in einer Arztpraxis. Auch das Gefühl der Gruppenzugehörigkeit und nicht mit dem Problem allein zu sein wirkt häufig entlastend. Zudem kann es ermutigend und motivierend sein, zu sehen, wie gut andere ihren Diabetes durch einen gesunden Lifestyle im Griff haben oder trotz Insulinpflicht auf Weltreise gehen. Mitunter kennen Erkrankte durch ihre jahrelange Erfahrung auch Tricks, die beim Arzt gar nicht zur Sprache kommen. Die Entscheidung, ob Sie dorthin gehen, treffen natürlich trotzdem nur Sie. Alternativ gibt es in vielen Städten auch sogenannte Diabeteslotsen, wenn Sie sich eher einen persönlicheren Austausch wünschen. Diese können auch zu sozialen oder rechtlichen Fragen Auskunft geben. Ansprechpartner in Ihrer Nähe finden Sie über die Landesverbände der Deutschen Diabetes Föderation (DDF) oder über den Deutschen Diabetiker Bund (DDB).

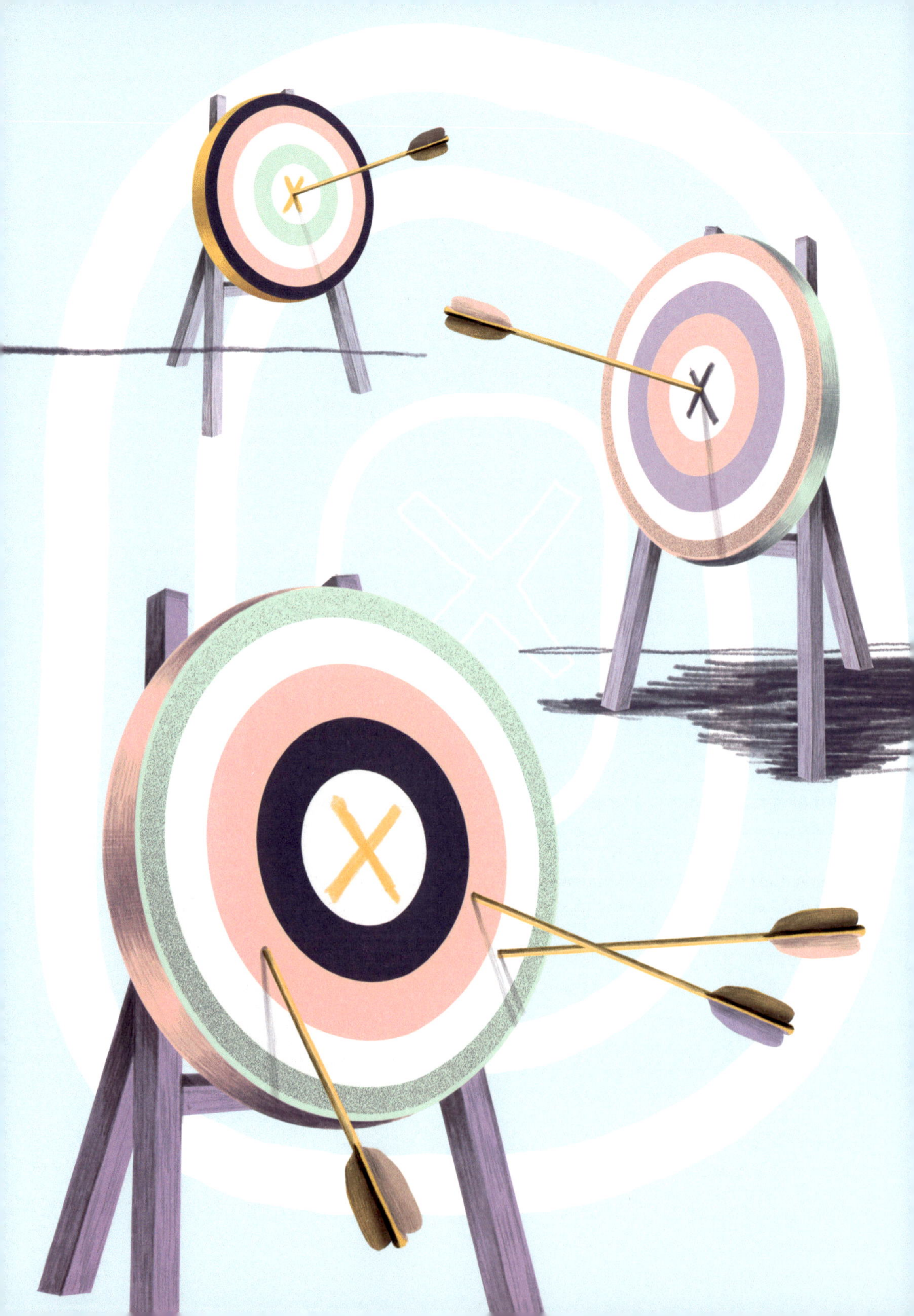

„Gemeinsam machbare und passende Ziele formulieren"

Herr Grimshaw, Sie sind Fachpsychologe für Diabetes. Gibt es diese Betreuung flächendeckend in Deutschland?
ADRIAN GRIMSHAW: Nein, leider nicht. In Deutschland sind wir zurzeit nur etwa 120 Fachpsychologinnen und Fachpsychologen mit einer psychodiabetologischen Ausbildung der DDG. Angesichts von über acht Millionen Erkrankten ist das ganz offensichtlich zu wenig.

Warum ist eine psychologische Unterstützung bei Diabetes überhaupt wichtig?
GRIMSHAW: Aus sehr unterschiedlichen Gründen. Beginnen wir bei der Diagnose. Auch wenn tatsächlich viele Betroffene durch ihr Übergewicht und ihre familiäre Vorbelastung damit gerechnet haben, dass ihr Risiko, zuckerkrank zu werden, erhöht ist, löst die konkrete Feststellung eines Diabetes mellitus dann doch bei den meisten eine emotionale Belastung aus. Zudem gibt es durch die chronische Erkrankung unterschiedliche Faktoren, die das Risiko für psychische Störungen wie etwa Depressionen erhöhen können.

Was sind das für Belastungen?
GRIMSHAW: Das hängt unter anderem mit dem Alter und der Lebenssituation zusammen. Viele machen sich Sorgen, dass die Therapie ihre Freizeit und Frei-

> *„Es ist eine Herausforderung, den Verlust an körperlicher Unversehrtheit zu akzeptieren“*

heit sehr einschränken wird und sie zum Beispiel nicht mehr in den Urlaub fahren oder spontan essen gehen können. Auch das Thema Sexualität, Kinderwunsch oder Karriere können Sorgen bereiten. Die meisten fürchten sich aber besonders vor möglichen Folgeerkrankungen. Ich werde oft gefragt: „Wie lange geht das gut? Werde ich Probleme mit den Füßen oder Augen bekommen?“ Nicht wenige haben zudem mit Schuldgefühlen zu kämpfen, nach dem Motto: „Wie konnte ich es nur so weit kommen lassen?“ Für sie alle kann eine psychologische Unterstützung hilfreich und entlastend sein. Denn natürlich ist es eine besondere Herausforderung, den Verlust der körperlichen Unversehrtheit zu akzeptieren und eventuell dauerhaft auf die Einnahme von Medikamenten angewiesen zu sein.

Was ist neben dem Abbau von Sorgen noch entscheidend?

GRIMSHAW: Mit der Diagnose sind einige Verhaltensänderungen notwendig. Gewohnheiten zu verändern ist jedoch von Natur aus schwierig. Gerade wenn es um zwei so große Themen wie Ernährung und Bewegung geht. Wenn ich seit Jahren zwei Löffel Zucker in meinen Kaffee rühre und noch ein paar Kekse dazu knabbere, wird es mir mit großer Wahrscheinlichkeit schwerfallen, komplett darauf zu verzichten. Oder beim Thema Bewegung: Mit einem Mal soll ich regelmäßig Sport treiben. Das kann schnell das Gefühl einer Überforderung auslösen und im schlimmsten Fall dazu führen, dass jemand den Kopf in den Sand steckt und gar nichts verändert. Mit professioneller Unterstützung können Veränderungsprozesse besser realisiert und angestoßen werden. Etwa, indem man gemeinsam machbare und passende Ziele formuliert, die wirklich von den Patientinnen und Patienten umsetzbar sind. Helfen können bei diesen Prozessen auch Therapeutinnen und Therapeuten ohne psychodiabetologische Ausbildung, allerdings sind Kenntnisse zum Diabetes von Vorteil, um Krankheitszusammenhänge erfolgreich zu vermitteln.

Wie denn?

GRIMSHAW: Manche Menschen wollen beispielsweise auf bestimmte Lebensmittel nicht verzichten, die sich vielleicht nicht so ideal auf den Diabetes auswirken. Dann ist es wichtig, gemeinsam Strategien zu entwickeln, um diese Punkte auszugleichen. Bei solchen Fragestellungen ist vor allem eine fundierte Ernährungsberatung wichtig. Beim Sport stellt sich die Frage, ob jemand Freude an Bewegung hat. Einige können oder möchten keinen Sport machen.

Wenn ich mich partout nicht dazu aufraffen kann, ist es sinnlos, mich im Fitnessstudio oder Sportverein anzumelden und das Angebot letztlich nicht zu nutzen. Man schaut dann zusammen, wie man generell mit möglichst einfachen Ideen mehr Bewegung in den Alltag bringt. Für kleinere Strecken könnte man mit sich selbst vereinbaren, das Auto stehen zu lassen und zu Fuß zu gehen oder mit dem Fahrrad zu fahren. Ideal bietet sich der Spaziergang mit dem eigenen Vierbeiner an.

Was hilft der Seele noch?

GRIMSHAW: Wichtig finde ich, den Erkrankten zu verdeutlichen, dass ihr Leben nicht plötzlich freudlos ist und sich nur noch um den Diabetes dreht. Eine solche Fokussierung wäre sogar eher kontraproduktiv und kann das Risiko für psychische Erkrankungen erhöhen. Genuss, Spaß am Essen und Lebensfreude sollten nicht zum Tabu werden. Ganz im Gegenteil! Das alles ist wertvoll und erstrebenswert. Ziel muss eine optimistische Krankheitsbewältigung sein. Das beeinflusst am Ende positiv die Zuckerwerte.

Die Psyche beeinflusst also den Blutzuckerspiegel – wie das?

GRIMSHAW: Auf der einen Seite führt eine Seele in Not, insbesondere bei Depressionen, häufig dazu, dass Betroffene sich zurückziehen, ihre sozialen Kontakte einschränken, wenig rausgehen oder sich aus Frust ungesund ernähren. Das hat dann einen direkten Einfluss auf den Blutzucker. Aber auch familiäre oder berufliche Probleme können durch die Ausschüttung von Stresshormonen die Werte verschlechtern.

Welche Rolle spielen Familie und das Umfeld bei Diabetes?

GRIMSHAW: Eine sehr große. Sie sind häufig eine wichtige Unterstützung. Wie Menschen mit ihrer Erkrankung umgehen, ist natürlich sehr individuell und eine ureigene Entscheidung. Manche informieren nur den engsten Kreis, andere sprechen ganz offen darüber. Letzteres macht aus meiner Sicht auch einiges einfacher und sicherer. Angefangen bei der Ernährung und beim Kochen oder auf der Arbeit und beim Sport. Falls da jemand aufgrund der Erkrankung gesundheitliche Probleme bekommt, ist es gut, wenn die Anwesenden Bescheid wissen und vielleicht sogar helfen können.

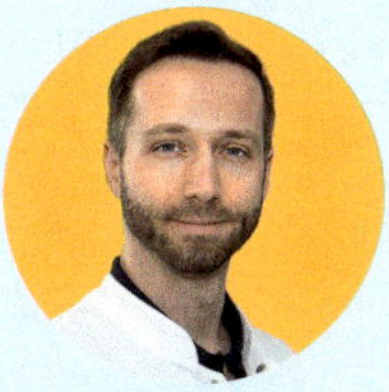

ADRIAN GRIMSHAW,
Fachpsychologe Diabetes (DDG),
Abteilung für Medizinpsychologie,
Herz- und Diabeteszentrum NRW,
Universitätsklinikum der
Ruhr-Universität Bochum

4 Wieso soll ich zu einer Schulung und Ernährungsberatung gehen?

Bei den Schulungen und Beratungen für Menschen mit Diabetes geht es grundsätzlich darum, Wissen zu erwerben, um selbstsicherer zu werden und den Diabetes besser managen zu können. Da gerade das Thema Ernährung so entscheidend ist, kann man in diesem Bereich gar nicht genug dazulernen.

In den Diabetesschulungen, die die Krankenkassen auch bezahlen, wenn Sie an einem Disease-Management-Programm teilnehmen (siehe Seite 53), geht es ja in erster Linie um Ernährung: Was sind einfache, was komplexe Kohlenhydrate? Was erhöht meinen Blutzucker? Was sollte ich essen? Welche Lebensmittel sind bei einer drohenden Unterzuckerung empfehlenswert? All diese Informationen nehmen Ängste und Sorgen und geben stattdessen Sicherheit. Eine separate, individuelle Ernährungsberatung kann dann noch zusätzlich sinnvoll sein. Wer sich dafür entscheidet, muss die Kostenübernahme allerdings mit seiner Kasse vorher klären.

Nützlich sind in diesem Zusammenhang auch Gesundheits-Apps, die Sie sich zum Teil kostenlos auf Ihr Smartphone laden können. Darin können Sie Ihr Abnehmziel festlegen und den Verlauf kontrollieren. Zudem bieten die meisten Apps eine umfangreiche Lebensmittel-Datenbank. Sie können dann sogar einfach den Strichcode auf der Verpackung scannen und erhalten sofort alle Informationen, welche Nährwerte in dem Produkt stecken.

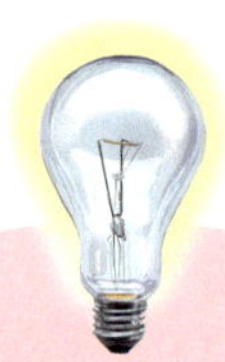

Gut zu wissen

Eine seriöse Gesundheits-App sollte diese Bedingungen erfüllen: Sie gibt an, für wen und wofür sie gedacht ist, was sie kann und was nicht. Es ist ersichtlich, wer für die App verantwortlich ist und wie sie finanziert wird. Sie informiert über verwendete Quellen und wissenschaftliche Nachweise und darüber, was mit Ihren Daten geschieht.

5 Wie halte ich langfristig die Umstellung psychisch durch?

Als Erstes: Auch Krisen oder Motivationstiefs sind normal. Jeder, der sich schon mal ein Ziel gesetzt hat, sei es ein paar Pfunde abzuspecken, eine neue Sprache zu erlernen oder eine sportliche Herausforderung zu meistern, kennt solche Durststrecken. Dann scheint nichts mehr voranzugehen und jeder Schritt mühsam.

Ein kleineres Etappenziel zu stecken kann dann schon ein Weg sein. Bei chronischen Erkrankungen wie Diabetes geht es allerdings langfristig darum, bestimmte Bereiche im Leben **dauerhaft** zu verändern. Das kostet natürlich Extrakraft. Diabetespsychologe Adrian Grimshaw (siehe Interview ab Seite 104) hat für Sie den folgenden 3-Punkte-Plan entwickelt:

1 Analysieren

Versuchen Sie im ersten Schritt, den Grund des Motivationstiefs zu finden. Stehen Sie zurzeit privat oder beruflich sehr unter Druck? Überlegen Sie sich Möglichkeiten, Stressfaktoren zu reduzieren oder besser mit ihnen umzugehen. Hilfreich kann die Unterstützung durch Familie oder Freunde sein, möglicherweise jedoch auch durch professionellen psychologischen Support.

2 Justieren

Überprüfen Sie, ob Sie sich möglicherweise zu hochgesteckte Ziele gesetzt haben. Das kann frustrieren. Schrauben Sie die Ansprüche auf ein Level, das Sie wirklich erreichen können. Halbieren Sie zum Beispiel vorerst die Bewegungszeit und steigern Sie diese wieder, sobald es Ihnen besser geht. Dabei können Ihnen auch andere Menschen helfen, die in einer ähnlichen Situation wie Sie sind. Sei es in Form einer Selbsthilfe- oder Sportgruppe, die sich regelmäßig trifft (s. Frage 3, Seite 103), sich austauscht oder gemeinsam aktiv ist.

3 Messen

Viele Menschen motiviert es, wenn sie Erfolge sehen können. Dabei kann ein Schrittzähler wertvolle Dienste leisten. Er steckt automatisch in den meisten Fitness-Apps oder Fitness-Trackern. Anschauliche Aufwärtstrend-Grafiken wecken parallel den Ehrgeiz. Oft gibt es auch eine Funktion, sich digital mit anderen zu messen (Challenge-Funktion). Einfach Mitstreiter einladen und einen kleinen Wettkampf starten, wer zum Beispiel mehr Schritte am Tag schafft. Die Werte können Sie dann digital vergleichen.

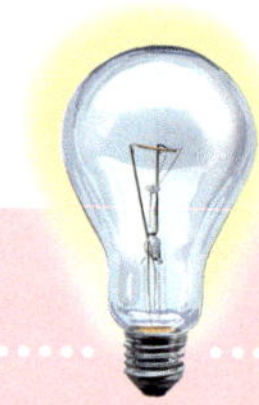

Packen Sie Ihren mentalen Notfallkoffer

Stress und Krisen können uns mächtig zu schaffen machen. Kommt zu einem reich gefüllten Alltag auch noch die Diagnose Diabetes hinzu, kann uns das erst einmal aus der Bahn werfen.
Schließlich muss nun auch noch der Diabetes gemanagt werden. Ob wir dazu neigen, uns von Stress und Krisen vereinnahmen zu lassen, hängt auch von unserer seelischen Widerstandskraft ab, der Resilienz. Sie steckt zum Teil in den Genen, ist aber auch eine Frage der Erziehung und der Erfahrung – und kann erlernt werden. Überlegen Sie sich deshalb in guten Zeiten, wie Sie Herausforderungen managen können. Was gibt Ihnen Kraft? Musik, ein Spaziergang, Sport oder ein gutes Buch? Kleben Sie einen SOS-Spickzettel an den Schrank oder Spiegel. In der Regel haben wir alle Krisenmeister-Ressourcen in uns und brauchen oft nur einen Anstupser. Zuversicht schenkt auch ein Blick auf bereits überstandene Krisen. Was hat Ihnen damals geholfen?

In einer akuten Stresssituation hilft es manchmal, die Spannung wegzuatmen. So geht's:

Atmen Sie tief durch die Nase ein. Nehmen Sie bewusst wahr, wie die Luft in Ihre Lunge strömt und sich Ihr Bauch nach außen wölbt. Sie können dabei Ihre Augen schließen. Halten Sie die Luft für einige Sekunden an.
Atmen Sie dann langsam durch den Mund wieder aus. Stellen Sie sich vor, wie Ihre Anspannung beim Ausatmen von Ihnen abfällt.
Fünfmal wiederholen.

6 Warum sollte ich jetzt Stress bekämpfen?

Weil er ein entscheidender Auslöser für Übergewicht und Diabetes ist. Denn in belastenden Situationen schüttet unser Körper Stresshormone wie Cortisol aus. Dieses Hormon treibt den Blutdruck und den Blutzucker hoch, damit wir in einer Gefahrensituation angreifen oder fliehen können (was heute zum Glück eher selten der Fall ist). Werden Stresshormone nicht durch Bewegung abgebaut, haben sie nur negative Eigenschaften und stoppen unter anderem die Fettverbrennung. Daher sollte neben einer gesunden Ernährung und Bewegung der Stressabbau stehen.

7 Warum ist guter Schlaf wichtig für den Therapieerfolg?

Wie Sie in Kapitel 1 gelesen haben, ist auch Schlaf ein wichtiger Faktor bei der Zuckerkrankheit. Doch was tun, wenn man sich nachts ruhelos von einer Seite auf die andere dreht? Das hilft gegen Schlummer-Kummer:

- Gehen Sie stets zur gleichen Zeit ins Bett und stehen Sie zur gleichen Zeit auf.
- Sorgen Sie im Schlafzimmer für Dunkelheit und angenehmes Raumklima (etwa 18 °C).
- Trinken Sie nach dem Mittagessen weder Kaffee noch grünen oder schwarzen Tee, koffeinhaltige Limonade oder Energydrinks.
- Alkohol am Abend macht vielleicht bettschwer, stört aber das Durchschlafen.
- Rauchen Sie abends nicht mehr. Am besten hören Sie ganz auf. Rauchen erhöht den Blutdruck und stört den Schlaf.
- Essen Sie abends keine schwer verträglichen Speisen.
- Schalten Sie eine Stunde vor dem Schlafengehen Smartphone und Fernseher aus. Das Licht der Bildschirme hält wach und erschwert das Einschlafen.
- Wenn Sie nach dem Zubettgehen länger als 15 Minuten wach liegen: Stehen Sie auf und gehen Sie in ein anderes Zimmer. Beschäftigen Sie sich, bis Sie müde werden. Falls Sie auch dann nicht einschlafen: wiederholen.
- Regelmäßige Bewegung fördert den Schlaf. Drei Stunden vor dem Schlafengehen aber keinen anstrengenden Sport mehr machen.
- Legen Sie sich ein Einschlafritual zu. Gönnen Sie sich etwa ein entspannendes Fußbad (Vorsicht: nicht über 35 °C) oder eine Tasse beruhigenden Kräutertee.

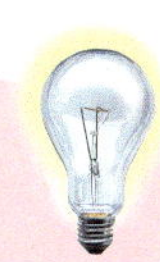

7

Sieben bis acht Stunden Schlaf brauchen wir, um uns fit zu fühlen. Lernen Sie Ihr Schlafpensum kennen: Gehen Sie im Urlaub immer zur selben Zeit schlafen und stehen erst auf, wenn Sie sich wach und ausgeschlafen fühlen. Notieren Sie, wie lange Sie geschlafen haben.

Quelle:TK

Empfehlenswerte Entspannungstechniken

Besonders gut eignen sich zum Beispiel Yoga, Autogenes Training, aber auch Progressive Muskelentspannung nach Jacobson. Hier stellen wir Ihnen die Methoden kurz vor

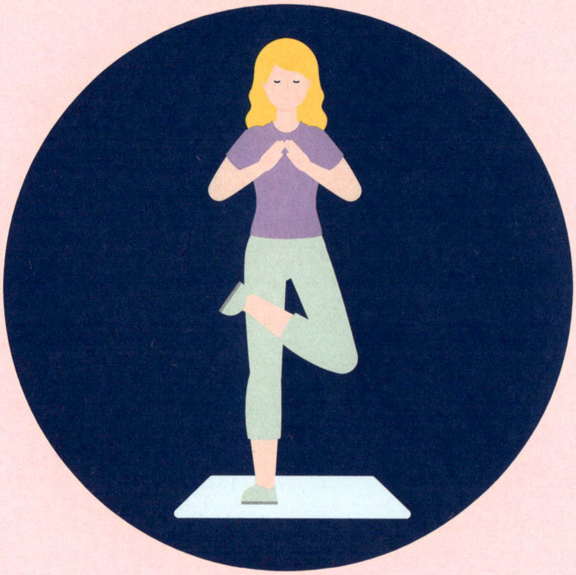

YOGA

Schon die Übersetzung des Begriffs aus dem indischen Sanskrit spricht Bände: Yoga bedeutet nämlich so viel wie „Einigung, Harmonie und Einheit" – und deutet direkt auf den ganzheitlichen Ansatz hin. Denn Yoga ist nicht nur eine Entspannungstechnik, sondern auch eine Lehre, die davon ausgeht, dass erst die Betrachtung des Inneren und die Bewegung des Körpers gemeinsam den Menschen gesund und stark machen. Deswegen besteht Yoga aus vier Fundamenten: Körperübungen (Asanas), Atemübungen (Pranayama), Meditation und Entspannung. Yoga ist für jeden geeignet, unabhängig vom Fitnesslevel, weil Yoga-Übungen sich dem Körper anpassen und nicht umgekehrt. Hier geht es auch nicht um Leistung. Für den Start benötigen Sie lediglich eine Yogamatte. Auch andere fernöstliche Trainingsformen wie Tai-Chi und Qigong sind empfehlenswert, weil ihr Fokus neben der sanften Bewegung auch auf der Entspannung liegt.

Gut zu wissen

Viele Krankenkassen bieten mittlerweile eigene Kurse an, in denen Sie die genannten Entspannungsmethoden erlernen können. Für Mitglieder sind diese kostenlos. Auch entsprechende Kurse an Volkshochschulen werden häufig bezuschusst. Fragen lohnt sich also.

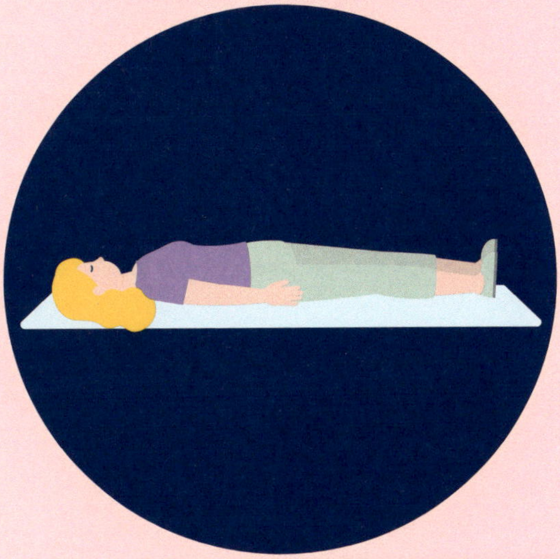

AUTOGENES TRAINING

Mithilfe von Autogenem Training können Sie sich mit Ihrer eigenen Vorstellungskraft in einen Zustand tiefer Entspannung versetzen. Das baut Stress ab und lindert sogar Schlafprobleme. Die Technik geht zurück auf den Psychiater Johannes Heinrich Schultz, der sich mit dem Thema Selbsthypnose beschäftigte. Regelmäßig und richtig angewendet, baut AT auch Muskelverspannungen ab und hat einen positiven Einfluss auf Magen-Darm-Störungen, Kopfschmerzen und Migräne. Für die Entspannungsübungen brauchen Sie nur einen Stuhl, noch besser eine Matte, auf die Sie sich legen können. Für Anfänger ist es am besten, die gedanklichen „Körperreisen“ in einem Kurs zu erlernen und sich führen zu lassen. Später kann man die Übungen auch ganz einfach selbst praktizieren.

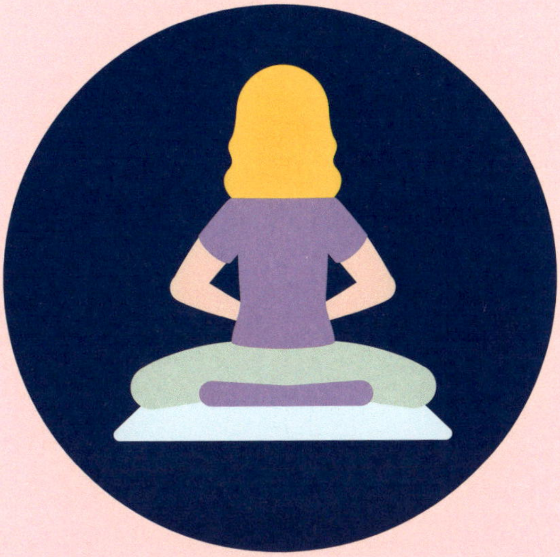

PROGRESSIVE MUSKELENTSPANNUNG NACH JACOBSON

Diese Methode ist besonders leicht zu erlernen und wurde von dem amerikanischen Arzt Edmund Jacobson entwickelt. Sie wird auch Progressive Muskelrelaxation (PMR) genannt. Das Ziel ist, über lockere Muskeln die Nerven zu entspannen und Stress besser zu bewältigen. Dazu wird von den Händen über den Kopf bis zu den Füßen eine Körperregion nach der anderen erst bewusst und kräftig angespannt, dann wieder entspannt – möglichst in einem gleichbleibenden Rhythmus. Der Vorteil liegt in der Einfachheit. Es ist kein Equipment nötig und die Übungen können überall und immer durchgeführt werden, auch im Büro oder zwischendurch im Wartezimmer. Ein weiteres Plus: Die Technik verbessert auch die Körperwahrnehmung und Konzentrationsfähigkeit.

LEBEN MIT DIABETES

Die wichtigsten Tipps zur inneren Stärkung

Wer sich umfassend informiert, wappnet sich besser gegen Ängste oder auch Resignation. Holen Sie sich Unterstützung, tauschen Sie sich aus

Gehen Sie nicht zu hart mit sich ins Gericht. Vergeuden Sie keine Zeit damit, sich die Schuld an der Diagnose zu geben oder sich gar zu schämen.

Fragen Sie Ihre Ärzte oder Diabetesberater entsprechend alles, was Ihnen noch unklar ist. Hilfreich ist es oft, im Vorfeld alle Fragen aufzuschreiben und während des Gesprächs Notizen zu machen. Ansonsten könnte die Masse an Informationen Sie überfordern.

Streben Sie an, als Patientin oder Patient selbstbestimmt zu werden. Das klappt am besten, wenn Sie möglichst viel über sich und Ihre Erkrankung wissen. So haben Sie auch wieder das Gefühl, die Kontrolle über Ihr Leben zu haben.

Verstehen Sie die Erkrankung als Weckruf, sich besser zu ernähren und sich mehr zu bewegen. So vergrößern Sie die Chance, den Diabetes (mit Medikamenten) in den Griff zu bekommen und kein Insulin spritzen zu müssen.

Manchen Menschen hilft eher der direkte Austausch, um Antworten und Tipps zu bekommen. In fast allen Städten gibt es Selbsthilfegruppen. Sie finden eine für Sie passende unter anderem über die Deutsche Arbeitsgemeinschaft Selbsthilfegruppe e. V. (www.nakos.de) oder wenn Sie im Internet nach: „Kontakt- und Informationsstelle für Selbsthilfegruppen“ suchen.

Sie haben nicht versagt, wenn Sie sofort oder später auf Insulin angewiesen sind. Im Alter verschlechtert sich bei jedem Menschen die Insulinempfindlichkeit, da auch die Bauchspeicheldrüse altert. Dann helfen unter Umständen auch das strengste Ernährungs- und Bewegungsmanagement nicht mehr.

Fokussieren Sie sich nicht ausschließlich auf Ihre Erkrankung. Sie gehört nun zwar zu Ihrem Leben, sollte aber nicht der Mittelpunkt werden.

Informieren Sie sich auf seriösen Seiten im Internet über Ihre Erkrankung. Die Adressen finden Sie ab Seite 118. Es gibt auch gute Blogs von an Diabetes erkrankten Bloggern und spezielle Facebook-Gruppen zum Thema Typ-2-Diabetes.

Notizen

Das beste Projekt, an dem du jemals arbeiten wirst, bist du

VERFASSER UNBEKANNT

6

Service

Kurz und bündig

Sich Hilfe und Unterstützung zu suchen ist ein Zeichen von Stärke. Mit der Diagnose Typ-2-Diabetes sind Sie nicht allein. In ganz Deutschland finden Sie Anlaufstellen und Hilfsangebote. Die wichtigsten Adressen haben wir für Sie zusammengefasst. Außerdem werden Sie zukünftig mit vielen weiteren Themen in Berührung kommen, von denen Sie früher vielleicht noch nie gehört haben. Im Glossar können Sie sich mit vielen Begriffen vertraut machen.

Adressen im Netz

Ihre erste Anlaufstelle ist immer die hausärztliche Praxis. Stellt sich die Therapie als komplizierter als üblich heraus, kann Ihre Hausärztin oder Ihr Hausarzt Sie auch an eine diabetologisch spezialisierte Praxis oder Klinik überweisen. Zudem gibt es noch hilfreiche Tipps im Internet, zum Beispiel hier:

www.diabetes-ratgeber.net
Die Internetseiten des Apotheken-magazins „Diabetes Ratgeber". Hier finden Sie eine Fülle nützlicher Informationen, Rezepte, Tipps, aktuelle Berichte und vieles mehr.

www.patienten-information.de
Hier informieren die Bundesärztekammer und die Kassenärztliche Bundesvereinigung zu medizinischen Themen wie etwa dem diabetischen Fuß, Bluthochdruck, Nieren- oder Nervenschäden.

www.diabetesinformationsdienst.de
Das Deutsche Diabetes-Zentrum (DDZ) liefert Wissenswertes zum Diabetes und stellt neue Forschungsergebnisse vor.

www.diabetesde.org
Die Organisation diabetesDE – Deutsche Diabetes-Hilfe bietet Informationen zum Thema Diabetes, aber auch zu aktuellen politischen Themen rund um die Gesundheit.

www.deutsche-diabetes-gesellschaft.de/arztsuche
Auf den Seiten der Deutschen Diabetes Gesellschaft (DDG) kann man gezielt nach spezialisierten Ärzten und Kliniken in seiner Umgebung suchen.

www.iqwig.de
Das Institut für Wirtschaftlichkeit und Qualität im Gesundheitswesen (IQWiG) untersucht den Nutzen und Schaden medizinischer Maßnahmen für Patienten und informiert darüber auch auf seinen Internetseiten.

Viele Ärzte und Apotheken sind mit eigenen Seiten im Internet vertreten – vielleicht auch Ihre! Auch dort finden Sie oft nützliche Informationen und Serviceleistungen.

Die gesetzlichen und privaten Krankenversicherungen bieten ebenfalls umfangreiche Informationsmöglichkeiten im Internet.

Glossar

Zusätzlich zu den unzähligen Informationen prasseln auf Betroffene nach der Diagnose auch noch häufig viele Fremdwörter ein. Hier die wichtigsten Begriffe mit ihrer jeweiligen Bedeutung

A

Adipositas: Fettleibigkeit. Davon spricht man ab einem Body-Mass-Index (→ BMI) von 30

Akut: Plötzlich auftretend, schnell und heftig

Albuminurie: Nachweis des Eiweißes Albumin im Urin. Albuminurie ist ein Hinweis auf eine Nierenschädigung – etwa durch Diabetes

Angina Pectoris: Brustschmerzen, die auf eine Durchblutungsstörung des Herzens hinweisen und Warnzeichen für einen → Herzinfarkt sind

Arterien: Blutgefäße, die sauerstoffreiches Blut vom Herzen in den Körper befördern

Arteriosklerose: Arterienverkalkung, die zu einer Verengung der → Arterien und damit zu Durchblutungsstörungen führt. Ursachen sind z. B. → Typ-2-Diabetes, → Bluthochdruck, Rauchen, Übergewicht, schlechte Blutfettwerte

Augenspiegelung: Untersuchung der Netzhaut, um z. B. eine diabetesbedingte → Retinopathie früh zu erkennen

AVK: Arterielle Verschluss-Krankheit. → Arterien (meist der Beine) sind durch → Arteriosklerose verengt

B

Bariatrische Operation: Operation gegen Fettleibigkeit. Dabei wird der Magen verkleinert. Oft werden zusätzlich Teile des Darms stillgelegt, sodass der Körper weniger Nährstoffe aufnimmt

Bauchspeicheldrüse: → Pankreas

Belastungs-EKG: → EKG unter körperlicher Belastung. Das Belastungs-EKG (Ergometrie) zeigt, ob das Herz bei Anstrengung ausreichend mit Blut versorgt wird, und hilft, ein erhöhtes Infarktrisiko zu erkennen

Bluthochdruck: → Hypertonie, arterielle

BMI: Der Body-Mass-Index ist ein Maß für das Körpergewicht. Er errechnet sich aus dem Gewicht (in Kilogramm) geteilt durch das Quadrat der Körpergröße (m2). Als normal gilt ein BMI zwischen 18,5 und 25. Ab 25 spricht man von Übergewicht, ab 30 von → Adipositas. Bei älteren Menschen verschiebt sich die Grenze etwas nach oben

C

Chroniker-Programm: Auch Disease-Management-Programm (DMP). Strukturiertes Behandlungsprogramm für chronisch Kranke, das für eine optimale Behandlung sorgen soll

Chronisch: Sich langsam entwickelnd, lange dauernd

D

Demenz: Fachbegriff für geistigen Abbau, meist im Alter, etwa durch Alzheimer-Krankheit

Diabetes mellitus: Fachbegriff für die Zuckerkrankheit. Von „Diabetes“ (griech. Durchfluss) und „mellitus“ (latein. honigsüß), weil die Betroffenen süßen Harn bilden. Daher „honigsüßer Durchfluss“

Diabetisches Fußsyndrom: Fußprobleme, die infolge diabetesbedingter Durchblutungsstörungen oder Nervenschäden auftreten

Diabetologe/-in: Auf Diabetes spezialisierter Facharzt oder Fachärztin (meist Internisten oder Allgemeinmediziner)

Dialyse: Verfahren zur Blutreinigung bei Nierenversagen (wenn die Nieren keine Schadstoffe mehr aus dem Blut filtern)

DMP: → Chroniker-Programm

Dosis: Menge eines Medikaments, die z. B. eingenommen oder gespritzt wird

E

EKG: Elektrokardiogramm (Herzstromkurve). Das EKG liefert Hinweise auf Durchblutungsstörungen des Herzens (→ KHK) oder Herzrhythmusstörungen

Ergometrie: → Belastungs-EKG

F

Fettleber: Verfettung der Leber. Sie wird durch eine kohlenhydratreiche Ernährung und Alkohol gefördert. Eine Fettleber kann sich entzünden (Fettleber-Hepatitis) und zu einer Verhärtung der Leber (Leberzirrhose) führen. Außerdem fördert die Fettleber eine → Insulinresistenz und die Entwicklung von → Typ-2-Diabetes

FGM: Flash Glucose Monitoring. Mess-System, mit dem der Zuckerspiegel kontrolliert werden kann, ohne dass man sich in den Finger stechen muss. Krankenkassen beteiligen sich an den Kosten in der Regel nur bei → Typ-1-Diabetes, der häufige Blutzuckermessungen erfordert

Fruchtzucker: Aus einem einzelnen Teilchen bestehender „Einfachzucker“, der vor allem in Obst, Säften und → Haushaltszucker enthalten ist. Fruchtzucker (Fruktose) lässt den Blutzucker nicht steigen. Er kann im Gegensatz zu → Glukose jedoch nur in der Leber verstoffwechselt werden und begünstigt die Entwicklung einer → Fettleber

Fruktose: → Fruchtzucker

G

Glukose: Traubenzucker. Wichtiger Energielieferant des Körpers. Bei Diabetes ist der Glukosespiegel im Blut zu hoch

Glukose-Belastungstest: Auch Zucker-Belastungstest, oraler Glukosetoleranztest (→ OGTT). Untersuchung zur Früherkennung von → Typ-2-Diabetes oder dessen Vorstadium. Man trinkt nüchtern beim Arzt eine Traubenzuckerlösung. Vorher und nach 60 sowie 120 Minuten misst der Arzt den Blutzucker

Glykämischer Index: Der glykämische Index (Glyx, GI) gibt an, wie schnell ein kohlenhydrathaltiges Lebensmittel den Blutzucker im Vergleich zu reinem Traubenzucker steigen lässt. Allgemein gilt ein GI über 70 als hoch, ein GI unter 50 als niedrig

H

Haushaltszucker: Zucker, der aus je einem Teilchen → Glukose (Traubenzucker) und → Fruchtzucker besteht

HbA1c: Blutzucker-Langzeitwert, den der Arzt misst. Der HbA1c gibt einen Hinweis auf die durchschnittliche Höhe der Blutzuckerwerte der vergangenen acht bis zwölf Wochen. Bei Typ-2-Diabetes wird meist ein HbA1c zwischen 6,5 und 7,5 Prozent angestrebt

Herzinfarkt: Absterben eines Teils des Herzmuskels, weil ein → Herzkranzgefäß sich plötzlich verschlossen hat, meist infolge einer → Arteriosklerose

Herzkatheter: Auch Koronar-Angiografie. Untersuchung der das Herz versorgenden → Arterien (→ Herzkranzgefäße) mittels einer Sonde, die über eine Arm- oder Leistenarterie zum Herzen geschoben wird. So können Verengungen der Herzkranzgefäße erkannt und während der Untersuchung von innen geweitet werden

Herzkranzgefäße: → Arterien, die den Herzmuskel kranzartig umgeben und mit Blut versorgen

Hyperglykämie: Erhöhte Blutzuckerwerte

Hypertonie, arterielle: Bluthochdruck. Eine Hypertonie besteht, wenn der obere (systolische) Wert über 140 mmHg bzw. der untere (diastolische) Wert über 90 mmHg liegt

Hypoglykämie: Unterzuckerung. Meist spricht man von einer Hypoglykämie, wenn der Blutzuckerwert unter 70 mg/dl (3,9 mmol/l) sinkt und Symptome wie Heißhunger, Schwitzen, Zittern oder Blässe auftreten

I

ICT: Intensivierte konventionelle Insulintherapie. Typische Behandlungsform bei → Typ-1-Diabetes. Man spritzt mehrfach am Tag → Insulin. Die Dosis berechnet man selbst und passt sie an die Menge der gegessenen Kohlenhydrate und an körperliche Aktivitäten an, die den Zuckerverbrauch erhöhen

Insulin: Blutzuckersenkendes Hormon, das nur in der Bauchspeicheldrüse gebildet wird. Insulin schleust Zucker (→ Glukose) aus dem Blut in die Zellen, die ihn als Energiequelle benötigen. Außerdem fördert Insulin die Speicherung von Glukose in Form von sogenannten → Triglyzeriden im Fettgewebe

Insulinpumpe: Gerät, das über einen dünnen Schlauch → Insulin ins Fettgewebe unter der Haut abgibt. Geeignet vor allem für Menschen mit → Typ-1-Diabetes

Insulinresistenz: Die Zellen des Körpers sprechen nicht ausreichend auf → Insulin an (sie sind „resistent"), sodass dieses keine → Glukose einschleusen kann. Gene, Übergewicht und Bewegungsmangel fördern die Insulinresistenz. Sie ist ein wichtiger Auslöser von → Typ-2-Diabetes

K

Kapillarblut: Blut, das sich in den haardünnen Blutgefäßen (Kapillaren) befindet. Sie bilden den Übergang zwischen → Arterien und → Venen. Im Kapillarblut aus Fingerkuppe oder Ohrläppchen lässt sich der Blutzucker messen

Kohlenhydrate (KH): Sie sind neben Fett und Eiweiß Hauptbestandteil unserer Nahrung. KH bestehen aus verknüpften Zuckerteilchen und sind z. B. in Getreide, Gemüse und Früchten enthalten

Koronare Herzerkrankung (KHK): Verengung der → Herzkranzgefäße, die das Herz mit Blut versorgen

L

Lanzette: Dünne Nadel, die in Verbindung mit einer → Stechhilfe beim Blutzuckermessen hilft

N

Nephropathie: Fachbegriff für bestimmte Erkrankungen der Niere, etwa infolge eines langjährigen, unzureichend behandelten → Diabetes

Neuropathie: Fachbegriff für Erkrankungen der Nerven, z. B. infolge eines langjährigen, unzureichend behandelten → Diabetes. Symptome sind Schmerzen und/oder Missempfindungen (wie Ameisenlaufen) oder Gefühllosigkeit

O

OGTT: → Glukose-Belastungstest

Oraler Glukosetoleranztest: → Glukose-Belastungstest

P

Pankreas: Bauchspeicheldrüse. Sie liegt im Oberbauch und bildet sowohl Verdauungssäfte für den Darm als auch Hormone wie → Insulin, die den Blutzucker regulieren

Parodontitis: Entzündung des Zahnhalte-Apparates, die zu Zahnverlust führen und auch die Blutzuckerwerte verschlechtern kann

Pen: Injektionshilfe zur Gabe von → Insulin, die einem Füller ähnelt (engl. pen) und eine einfache und schmerzarme Möglichkeit bietet, sich → Insulin zu verabreichen

Podologe: Medizinischer Fußpfleger (mit spezieller Ausbildung)

Polyneuropathie: Nervenschädigung (→ Neuropathie), die mehrere (griech. poly) Nerven betrifft

Postprandial (pp): Fachbegriff für „nach einer Mahlzeit". Der postprandiale Blutzucker ist der Wert, den man ein oder zwei Stunden nach einer Mahlzeit misst

Prävention: Fachbegriff für Vorbeugung

R

Rabattvertrag: Vertrag, den Krankenkassen mit Medikamentenherstellern schließen, um für ihre Mitglieder günstige Preise zu bekommen. Ärzte müssen bei der Verordnung Medikamente wählen, für die die Kasse des Patienten einen Rabattvertrag geschlossen hat

Retinopathie: Fachbegriff für die Schädigung der Augennetzhaut (Retina), häufig infolge eines → Diabetes. Früherkennung durch → Augenspiegelung

S

Schlaganfall: Durch den Verschluss eines Blutgefäßes stirbt ein Teil des Gehirngewebes ab. Manchmal ist eine Hirnblutung die Ursache eines Schlaganfalls. Fachbegriff: Apoplex oder Insult

Schaufensterkrankheit: → AVK

Screening: Reihenuntersuchung, um z. B. Krankheiten bei gefährdeten Personen rechtzeitig zu erkennen

Spritzhügel: Verhärtungen unter der Haut durch Gewebswucherungen. Sie entstehen, wenn → Insulin häufig in dieselbe Stelle gespritzt wird. Weil Insulin aus solchen Verhärtungen ungleichmäßig ins Blut gelangt, kann es zu Zuckerschwankungen kommen. Um Spritzhügel zu vermeiden, Einstichstelle und Nadel des → Pens immer wechseln

Stechhilfe: Hilfsmittel zur einfachen und schmerzarmen Blutzuckermessung

Subkutan: Unter die Haut. → Insulin wird subkutan gespritzt

Süßstoffe: Stoffe, die stark süßen, den Blutzucker nicht erhöhen und keine Kalorien liefern. Dazu zählen etwa Aspartam, Cyclamat, Saccharin oder Stevia

T

Transfette: Fette, die z. B. in frittierten Speisen, billigem Gebäck und Süßwaren stecken können und das Risiko für → Arteriosklerose stark erhöhen

Triglyzeride: Speicher- und Transportform der Fette. Erhöhte Triglyzerid-Spiegel weisen auf ein erhöhtes Risiko für → Arteriosklerose und → Insulinresistenz hin. Der Triglyzerid-Spiegel steigt z. B. durch eine sehr kohlenhydratreiche Ernährung

Typ-1-Diabetes: Diabetesform, bei der die → Bauchspeicheldrüse innerhalb kurzer Zeit die Fähigkeit verliert, Insulin zu bilden. Typ-1-Diabetes beginnt meist im Kindesalter

Typ-2-Diabetes: Häufigste Diabetesform, die meist im fortgeschrittenen Erwachsenenalter beginnt. Hauptursachen für Typ-2-Diabetes sind erbliche Veranlagung, Fehlernährung und Bewegungsmangel

U

Unterzuckerung: → Hypoglykämie

V

Venen: Blutgefäße, die verbrauchtes, sauerstoffarmes Blut über das Herz zurück in die Lungen führen, wo es wieder mit Sauerstoff angereichert wird

Z

Zielwerte: Das sind die Zuckerwerte, die man anstreben sollte. Oft empfehlen Ärzte bei Typ-2-Diabetes Blutzuckerwerte von 100 bis 125 mg/dl (5,6 bis 6,9 mmol/l) vor dem Essen. Ein bis zwei Stunden danach sollten sie nicht über 140 bis 199 mg/dl (7,8 bis 11 mmol/l) liegen. Solche Zielwerte vereinbart der Arzt aber mit jedem Patienten individuell

Zuckeraustauschstoffe: Zum Süßen verwendete Stoffe wie Sorbit, Xylit, Isomalt, die den Blutzucker nur geringfügig steigen lassen. Sie sind nicht kalorienfrei (Ausnahme: Erythrit). Größere Mengen können Blähungen und Durchfall verursachen

Sachregister

G/H

I/J/K

L/M/N

O/P/R

S

T

Ü/U

V/W

Y/Z

Impressum

Apotheken Umschau:
Diabetes Typ 2 | Die ersten 100 Tage

ISBN 978-3-927216-77-8
PZN: 18133405

1. Auflage 2022
Wort & Bild Verlag
Konradshöhe GmbH & Co. KG
Konradshöhe 1, 82065 Baierbrunn
Handelsregister: Amtsgericht München
HRA 44980 / USt-ID-Nr. DE 130750628

Geschäftsführer:
Andreas Arntzen (Vorsitzender),
Dr. Dennis Ballwieser, Malte von Trotha
Chefredaktion: Dr. Dennis Ballwieser,
Julia Rotherbl

Projekt- und Redaktionsleitung:
Beatrice Sobeck (Isartal Health Media GmbH & Co. KG; IHM)
Konzept und Lektorat: Elke Schurr (IHM)
Text: Stephanie Arndt
Redaktionelle Mitarbeit: Stella Paschen
Fachwissenschaftliche Redaktion:
Dr. Andreas Baum (Wort & Bild Verlag)
Art Direction und Editorial Design:
Dominik Schwarz (IHM)
Layout & Satz: kral&kral design
Kreation und Bildredaktion:
Dana Römhild-Fries (IHM), Stephanie Wiegand (IHM)

Illustrationen Cover und innen:
Sören Kunz/Wildfox Running
Infografiken: Ilona Burghardt
Schlussredaktion:
Schlussredaktion.de GmbH
Bildbearbeitung: Olaf Schnee
Produktion: Angelika Emmert

Druck: Grafisches Centrum Cuno GmbH & Co. KG, Gewerbering West 27, 39240 Calbe (Saale)
– gedruckt im Ultra HD Print®

Klimaneutral Druckprodukt ClimatePartner.com/13493-2206-1003
FSC MIX Papier aus verantwortungsvollen Quellen FSC® C043106

Vertrieb:
Edel Verlagsgruppe GmbH
Neumühlen 17
22763 Hamburg
Germany

Hinweis: Die Ratschläge in diesem Buch wurden sorgfältig erarbeitet und geprüft. Erkrankungen gehören in ärztliche Behandlung. Das Buch kann daher keinen ärztlichen Rat ersetzen.

Bildnachweise:
S. 15 (Prof. Dr. Baptist Gallwitz) © Dirk Michael Deckbar;
S. 37 (Prof. Dr. Stephan Martin) © Carsten Behler/W&B;
S. 56 (Dr. Kilian Rittig) © privat;
S. 89 (Prof. Dr. Blüher) © Sven Döring;
S. 107 (Adrian Grimshaw) © privat.